Die Hepatitis B

Die Hepatitis B

Infektionsgefahren in Beruf und Umwelt

Die Hepatitis B

P. Czeschinski

Die Deutsche Bibliothek - CIP-Einheitsaufnahme

Czeschinski, Peter:
Infektionsgefahren in Beruf und Umwelt: Die Hepatitis B /
Peter Czeschinski. - Braunschweig, Wiesbaden: Vieweg, 1995
ISBN 978-3-528-07870-6   ISBN 978-3-322-84325-8 (eBook)
DOI 10.1007/978-3-322-84325-8

Dr. med. Peter Czeschinski
Westfälische Wilhelms-Universität
Institut für Arbeitsmedizin
Domagkstraße 11
48149 Münster

Der Verlag Vieweg ist ein Unternehmen der Bertelsmann Fachinformation GmbH.

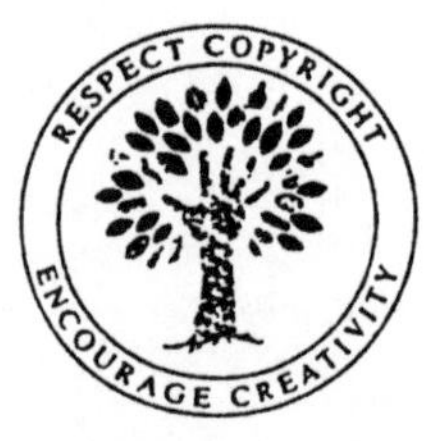

Konzeption und Realisation: Jürgen Weser, Gütersloh
Herstellung: Gütersloher Druckservice GmbH, Gütersloh
Gedruckt auf säurefreiem Papier

ISBN 978-3-528-07870-6

Inhaltsverzeichnis

Vorbemerkung:

Wir bitten die Leserinnen und Leser um Verständnis dafür, daß aus Gründen der Lesbarkeit und des Buchumfanges auf männliche und weibliche Doppelbezeichnungen für Personen im laufenden Text verzichtet worden ist. Wir hoffen, daß durch die Gestaltung des Inhaltsverzeichnisses und der Kapitelüberschriften deutlich wird, daß uns die Frage der sprachlichen Gleichberechtigung bewußt war, wir uns aber aus o.g. Gründen für die vorliegende Fassung entschieden haben.

1. Einleitung/Vorwort

Eine Million Europäer infizieren sich jährlich mit dem Hepatitis-B-Virus. In der Bundesrepublik Deutschland muß allein in den alten Bundesländern von 20.000 bis 30.000 neuen Infektionsfällen pro Jahr ausgegangen werden [1, 2, 3]. Für die Betroffenen kann das neben einer akuten, oft schweren Erkrankung auch den Übergang in chronische Erkrankungsformen oder einen Virusträgerstatus bedeuten. Dabei ist es nicht nur die schwerste Form, die chronisch-aggressive Hepatitis B, die für die Erkrankten oft dramatische Konsequenzen hat. Auch die Personen mit reinem Trägerstatus erfahren zum Teil erhebliche soziale Einschränkungen, wie zum Beispiel in der beruflichen Einsatzfähigkeit oder im Bereich des Sexuallebens.

Neben den individuellen Folgen der Hepatitis-B-Infektion läßt sich auch ein erheblicher gesamtwirtschaftlicher Schaden annehmen. Fundierten Schätzungen zufolge fallen bei 30.000 Neuinfektionen für Therapie, Verlust an Arbeitszeit und Einkommen jährliche Kosten in Höhe von mindestens einer Milliarde DM an [3]. Mit der Vorstellung des ersten Plasma-Impfstoffes und insbesondere durch die Entwicklung eines Hepatitis-B-Impfstoffes auf gentechnologischer Basis wurde die Grundlage für sinnvolle Strategien zur Prophylaxe der Erkrankung geschaffen.

Solange keine generelle, wie von der WHO geforderte Impfung im Säuglingsalter etabliert ist, muß es vorrangiges Ziel sein, die Hochrisikobereiche für eine Hepatitis-B-Infektion in Beruf und Umwelt zu erkennen und die betroffenen Personengruppen durch konsequente Impfungen zu schützen. Im Bereich des Gesundheitswesens konnten damit bereits beachtliche Erfolge erzielt werden, aber auch dort gibt es leider noch gefährdete Mitarbeiter, bei denen keine ausreichende Impfprophylaxe besteht. Für andere Berufsgruppen wurde die Hepatitis-B-Gefährdung noch nicht allgemein erkannt, so daß keine effektiven Impfprogramme vorhanden sind. Auch die im Privatleben vorhandenen Infektionsrisiken mit Hepatitis-B-Viren wurden bisher nicht ausreichend beachtet.

Dieses Buch stellt eine kompakte Information über Infektionsgefahren und -prophylaxe der Hepatitis B in Beruf und Umwelt dar. Es enthält nach einer kurzen

Darstellung der Hepatitis-B-Infektion und -Erkrankung detaillierte Angaben über die besonderen Infektionsgefahren in bestimmten Personengruppen. Daneben werden alle wesentlichen Fakten über den Hepatitis-B-Impfstoff, die Hepatitis-B-Schutzimpfung aber auch andere Schutzmaßnahmen dargestellt. Ein gesondertes Kapitel ist den rechtlichen Grundlagen der Hepatitis-B-Impfung bei beruflicher Gefährdung gewidmet. Das Buch richtet sich dabei nicht nur an den Betriebs- und Hausarzt, sondern auch an verantwortungsbewußte Unternehmer und Arbeitnehmervertreter sowie nicht zuletzt auch an interessierte Einzelpersonen.

2. Die Hepatitis B

2.1 Die Hepatitis B - Was ist das?

Zunächst einmal bezeichnet der Begriff der Hepatitis (Hepar = Leber) lediglich eine Entzündung der Leber, deren Ursache vielgestaltig sein kann. So kann eine entzündliche Leberschädigung z.B. durch Alkohol und Medikamente entstehen oder eine mögliche Begleiterscheinung im Laufe verschiedenster Krankheitsbilder sein.

Eine besondere Rolle spielen die durch Viren ausgelösten Formen der sogenannten infektiösen Hepatitis oder Virushepatitis. Zur Zeit sind fünf Viren bekannt, die eine Virushepatitis auslösen können. Diese Viren wurden alphabetisch mit den Buchstaben A - E bezeichnet und haben den von ihnen ausgelösten Erkrankungen ihren Namen gegeben.

Während es sich bei der Hepatitis A und der Hepatitis E um Erkrankungen handelt, bei denen die Infektion über Nahrungsmittel übertragen werden kann, werden die Hepatitis B (auch Serumhepatitis genannt) und die Hepatitis C in erster Linie auf dem Blutweg (parenteral) und durch Intimkontakte übertragen. Die Hepatitis D entsteht durch ein defektes Virus, das sich nur in Gegenwart des Hepatitis-B-Virus vermehren kann.

2.2 Das Hepatitis-B-Virus

Viren sind Krankheitserreger, die über eine einfache biologische Struktur verfügen. Da sie zwar eine Erbinformation in Form von DNS oder RNS enthalten, aber selbst nicht über die Voraussetzungen für Wachstum und Teilung verfügen, werden sie häufig als eine biologische Grenzstruktur zwischen lebendem Organismus und toter Materie gesehen.

Viren benötigen zur Vermehrung immer Wirtszellen, die sie für den Vermehrungsvorgang nutzen und dabei häufig erheblich schädigen. So sind die bekannten Viren häufig Krankheitserreger. Aufgrund der einfachen Struktur und der, gegenüber anderen Krankheitserregern wie den Bakterien, geringen Größe ergeben sich besondere Probleme bei der Bekämpfung viraler Erkrankungen oder der Vorbeugung viraler Infektionen.

Der Erreger der Hepatitis B gehört zur Gruppe der sogenannten Hepadna-Viren, die, von einer Hülle ummantelt, Erbinformationen in Form einer teilweise doppelsträngigen DNS enthalten (Abb. 1). Im Blut oder in anderen Körperflüssigkeiten von Hepatitis-B-infizierten Patienten finden sich neben diesem großen Partikel, der nach seinem Entdecker auch Dane-Partikel genannt wird, zwei weitere kugel- bzw. fadenförmige Teilchen. Hierbei handelt es sich um im Überschuß gebildetes Oberflächenprotein (HBsAg) des Erregers.

Das menschliche Immunsystem ist in der Lage, gegen einzelne Substanzen mit einer spezifischen Immunantwort zu reagieren. Solche Substanzen (z.B. Viren) werden Antigene genannt. Meist sind für die spezifische Reaktion des Immunsystems nur bestimmte Bezirke des Antigenmoleküls verantwortlich. Bei der spezifischen Immunantwort bildet der Körper spezielle Proteine, die Antikörper, welche in der Lage sind, das eingedrungene Antigen zu neutralisieren. Es müssen dabei zwei Typen der Antikörperbildung unterschieden werden, die Primärantwort und die Sekundärantwort.

Während bei dem ersten Kontakt mit einem Antigen in der Regel nur relativ geringe Mengen einer Antikörperfraktion (IgG) gebildet werden (Primärantwort), kommt es bei dem zweiten Kontakt rascher zu einer erheblich stärkeren Antikörperbildung (ca. 100- bis 1000fach). Verantwortlich dafür sind Memory-Zellen,

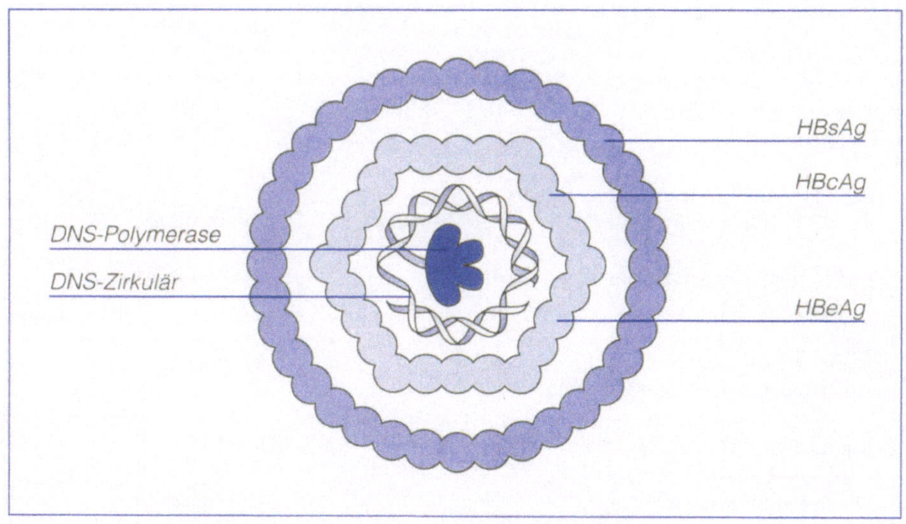

Abb. 1:   Das Hepatitis-B-Virus (schematischer Aufbau)

sogenannte Gedächtniszellen, die im Rahmen der Primärantwort gebildet werden und bei jedem erneuten Kontakt mit dem Antigen die Antikörperreaktion verstärken. Jeder weitere Kontakt mit dem Antigen kann diese Reaktion verstärken und damit die Immunabwehr verbessern (Boostereffekt). Auf diesen Immunreaktionen beruht die aktive Impfung.

Auch gegen die Bestandteile des Hepatitis-B-Virus (Antigene) bildet der menschliche Körper entsprechende Antikörper. So entsteht gegen die äußere Hülle des Virus (HBs-Antigen) der Anti-HBs-Antikörper und gegen die innere Hülle des Virus (HBc-Antigen) der Anti-HBc-Antikörper. Teile dieser inneren Hülle stellen auch das HBeAg dar, gegen welches HBe-Antikörper gebildet werden. Für die zellgebundene Immunität gegen eine Infektion mit dem Hepatitis-B-Virus sind nur die Antikörper gegen das HBs-Antigen verantwortlich.

2.3   Eigenschaften des Hepatitis-B-Virus

Das Hepatitis-B-Virus ist von hoher Stabilität. Es konnten beispielsweise in 20%iger Ätherlösung bei 4°C nach 18 Stunden noch infektionsfähige Viren nachgewiesen werden. Von besonderer praktischer Bedeutung ist, daß sich selbst in

Tab. 1:   Vergleich Hepatitis B und AIDS [4, 5, 6, 7, 8, 9]

	AIDS HIV	Hepatitis B HBV
Zahl der weltweit Infizierten (WHO-Schätzung)	10-12 Millionen	2.000 Millionen
Zahl der AIDS-Fälle und der HBV-Träger weltweit	± 2 Millionen	350 Millionen
Mindestblutvolumen für die Übertragung der Infektion	0,1 ml	0,00004 ml
Infektionsrisiko bei Nadelstichverletzung bei positivem Patienten	0,5 %	7 - 30 %
Mortalitätsrisiko	vergleichbar	
Durch Impfung zu verhüten	nein	ja, Impfstoff seit 1982 vorhanden

angetrockneten Blutresten noch intakte Viren fanden. Besteht ein gewisser Austrocknungsschutz, wie im Lumen einer benutzten Kanüle, muß davon ausgegangen werden, daß bei normaler Zimmertemperatur auch nach mehreren Wochen noch infektionsfähige Viren vorhanden sind.

Eine sichere Inaktivierung des Virus kann nur durch geeignete Desinfektionsmittel bei ausreichender Konzentration und Einwirkungszeit oder durch Erhitzen auf 100°C für mindestens fünf Minuten erreicht werden. Ein weiteres Kennzeichen des Hepatitis-B-Virus ist seine hohe Infektiosität. Bereits kleinste Erregermengen, die in den Körper gelangen, reichen aus, um eine Infektion hervorzurufen. So geht man heute davon aus, daß die Infektiosität des Hepatitis-B-Virus etwa 40mal höher ist als die des HIV(AIDS)-Virus (siehe auch Tab. 1).

2.4   Geographische Verbreitung/Epidemiologie

Die Hepatitis B ist weltweit verbreitet. Allerdings bestehen deutliche regionale Unterschiede. In Nordamerika, West- und Nordeuropa sowie in Australien findet sich eine Durchseuchung, die zwischen 4 und 6 % der Bevölkerung liegt. Diese Zahlen werden bereits in Südeuropa, Rußland, Nordafrika und im Mittleren Osten

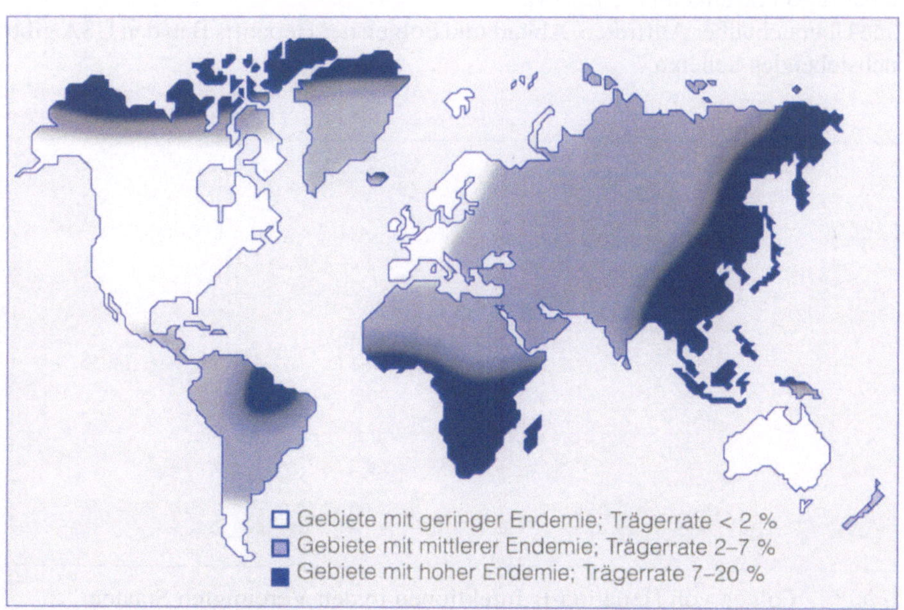

Abb. 2:   Geographische Verbreitung von Hepatitis-B-Trägern [1, 10, 11]

mit 20-55 % deutlich höher. In Teilen von China, dem südlichen Afrika und Südostasien ist die höchste Durchseuchung mit über 90 % der Bevölkerung dokumentiert [10, 11].

Dementsprechend verhält sich auch die Zahl der Virusträger als potentielle Infektionsquellen. In Mitteleuropa muß man bereits mit 0,5-2 % Virusträgern in der Bevölkerung rechnen. Diese Zahlen steigen in Südeuropa, Rußland, Nordafrika und Lateinamerika auf 7 % an und sind in Südostasien, im südlichen Afrika und Teilen von China mit bis zu 20 % am höchsten. Eine Übersicht über die geographische Verbreitung von HBsAg-Trägern bietet die Abb. 2.

Grundsätzlich kann man davon ausgehen, daß die Hepatitis-B-Durchseuchung in weniger entwickelten und in südlichen Ländern höher ist als in den europäischen und nordamerikanischen Industriestaaten. Aufgrund einer vorwiegend sexuellen oder berufsbedingten Übertragung der Erkrankung tritt die Hepatitis B in den Industrienationen der gemäßigten Klimazonen im wesentlichen bei Personen über 18 Jahren auf, während in Entwicklungsländern die Infektion in jüngeren Jahren erfolgt.

Hier kommt der Übertragung des Hepatitis-B-Virus während oder kurz nach der Geburt von der Mutter auf das Kind eine besondere Bedeutung zu. Grundsätzlich kann festgestellt werden, daß insgesamt mehr Männer als Frauen an der Hepatitis B erkranken [12, 13, 14].

Eine Übersicht über Auftreten, Ablauf und Folgen der Hepatitis B in den USA gibt nachstehendes Schema.

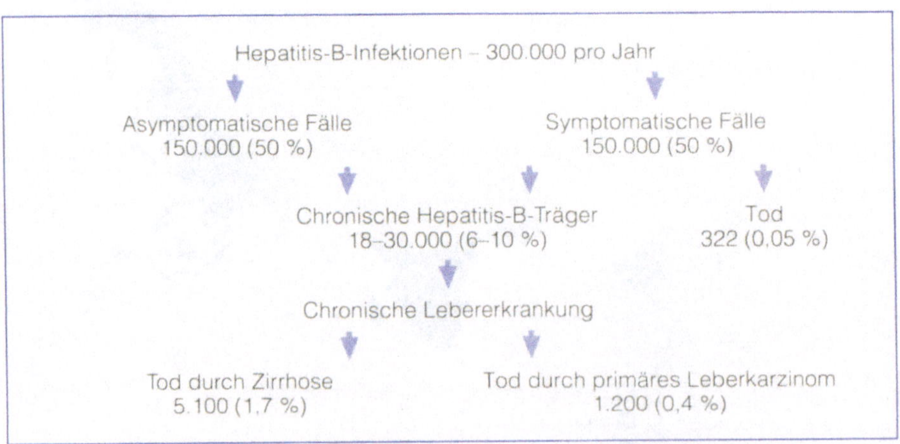

Abb. 3: Folgen von Hepatitis-B-Infektionen in den Vereinigten Staaten
Schätzungen von 1987; Quelle: [85]

3. Die Hepatitis-B-Erkrankung

3.1 Die möglichen Übertragungswege der Hepatitis B (Infektionsmodus)

Das Hepatitis-B-Virus befindet sich in nahezu allen Körperflüssigkeiten infizierter Personen, die Virusträger sind. In erster Linie ist hier Blut, aber auch Speichel, Urin, Galle, Muttermilch und Sperma zu nennen. Die größte Bedeutung für eine Übertragung der Hepatitis-B-Infektion hat der Blut- und Schleimhautkontakt [15, 16, 17, 18, 19].

Bereits kleinste Mengen infizierten Blutes (0,00004 ml) können eine Hepatitis B hervorrufen, wenn sie durch eine Minimalverletzung, möglicherweise aber auch durch Kontakt mit Schleimhäuten, in den Körper aufgenommen werden (Tab. 2) [6].

Nach neueren, übereinstimmenden Schätzungen sind in der Bundesrepublik Deutschland etwa 0,5 bis 0,8 % der Bevölkerung Träger des Hepatitis-B-Virus und damit potentiell infektiös, d.h., statistisch gesehen befindet sich unter 200 Personen ein Virusträger [20].

Auch in Deutschland besteht damit grundsätzlich bei jedem auch noch so geringen Blutkontakt eine Infektionsgefahr. Gleiches gilt selbstverständlich für den Geschlechtsverkehr mit Personen unbekannten Trägerstatus. Experten gehen davon aus, daß allein in den alten Bundesländern mindestens 20.000 neue Infektionsfälle pro Jahr auftreten [1, 2, 3].

Tab. 2: Körperflüssigkeiten, in denen Hepatitis-B-Viren gefunden wurden

• Blut	• Gallenflüssigkeit	• Urin
• Blutbestandteile	• Pleuraexsudat	• Menstrualblut
• Speichel	• Sperma	• Muttermilch
• Tränenflüssigkeit	• Vaginalsekret	

3.2 Von der Infektion zur Krankheit (Inkubationszeit)

Von der Infektion mit dem Hepatitis-B-Erreger bis zum Ausbruch der Erkrankung können zwei bis sechs Monate vergehen. Während dieser Zeit sind die Infizierten symptomfrei.

Allerdings befindet sich bereits vor Beginn der klinischen Erkrankung das Hepatitis-B-Virus im Blut der angesteckten Personen und erreicht die höchste Konzentration etwa mit dem Auftreten der ersten Erkrankungszeichen. So können frisch Infizierte bereits, bevor sie selbst erkranken, erneut Überträger des Hepatitis-B-Virus auf andere Personen sein.

3.3 Die akute Hepatitis-B-Erkrankung (akute Infektion)

Die akute Hepatitis-B-Erkrankung beginnt mit zunächst uncharakteristischen Beschwerden wie Oberbauchschmerzen, Appetitlosigkeit, Übelkeit und Erbrechen. In dieser Phase der Erkrankung ist die Zuordnung dieser Symptome zu einer Hepatitis-B-Infektion ohne Zuhilfenahme von Laborwerten nicht möglich. Eine Hepatitis-B-Infektion wird deshalb in diesem Stadium noch häufig übersehen und das Krankheitsbild eher anderen Magen- und Darmerkrankungen zugeordnet. Gelegentlich kommen in diesem Stadium der Erkrankung auch Gelenkbeschwerden hinzu, die einen solchen Schweregrad erreichen, daß der Verdacht auf ein akutes rheumatisches Fieber entstehen kann.

In einigen Fällen bleibt es bei diesem eher mäßig schweren Krankheitsbild, wobei dann häufig ein nur kurzer, ein bis zwei Tage andauernder Temperaturanstieg folgt.

Neben dieser symptomarmen Form kann die akute Hepatitis B jedoch in eine schwerere Verlaufsform übergehen. Höheres und länger anhaltendes Fieber (oft >39° über mehrere Tage) kann diesen schwereren Krankheitsverlauf ankündigen. Zwei bis drei Tage nach Beginn des Fiebers tritt dann meist eine Gelbsucht (Anstieg des Gallenfarbstoffes) auf, die von der erkrankten Person häufig zunächst an der Dunkelfärbung des Urins bemerkt wird. Kurze Zeit später kommt es dann zu einer Gelbfärbung der Augensekleren. Da in der Phase der Gelbsucht die subjektiven Krankheitserscheinungen merklich zurückgehen, empfindet der Betroffene oft eine deutliche Besserung seines Befindens. Der Verlauf der Gelbsucht kann sehr unterschiedlich sein. In leichteren Fällen ist sie bereits nach wenigen Tagen rückläufig. Normalerweise kann nach Ablauf von sechs Wochen mit einem Abklingen der Gelbsucht gerechnet werden.

Möglich ist aber auch ein verlängerter, sogenannter protrahierter Verlauf, bei dem

Gelbsucht, Allgemeinsymptomatik, insbesondere eine starke Abgeschlagenheit und Mattigkeit, über Monate bis zu einem halben Jahr anhalten können. Nicht selten sind Rückfälle in der Phase der bereits abklingenden Gelbsucht zu beobachten, bei denen es dann erneut zu einem Anstieg des Gallenfarbstoffes und einer Verschlimmerung des Beschwerdebildes kommt. Solche Rezidive werden in 5-10 % der Fälle beschrieben [21].

Die schwerste Form der akuten Hepatitis ist die sogenannte „maligne" oder „fulminante" Hepatitis. Hier kommt es zu einer ausgedehnten Zerstörung der Leber, in deren Folge in den meisten Fällen der Tod eintritt, wenn vorher keine Lebertransplantation möglich ist.

Nach dem klinischen Bild lassen sich zwei Verlaufsformen der „fulminanten" Hepatitis unterscheiden. Bei der ersten kommt es schon kurz nach dem Auftreten der ersten Allgemeinsymptome zu einer deutlichen Gelbsucht, die sich unter der zunehmenden Zerstörung von Leberzellen massiv verstärkt. Die Patienten versterben meistens an einer akuten Leberdystrophie. Die zweite Verlaufsform ist dadurch gekennzeichnet, daß sich die Leberzerstörung erst nach zwei bis drei Wochen aus der akuten Hepatitis entwickelt.

3.3.1 *Laborbefunde bei einer akuten Hepatitis-B-Erkrankung*

Für den Arzt ist die Bestimmung von Laborwerten sowohl für die Diagnose der akuten Hepatitis als auch für die Beurteilung des Krankheitsverlaufes unabdingbar. Insbesondere an dem charakteristischen Verlauf der Antigene und

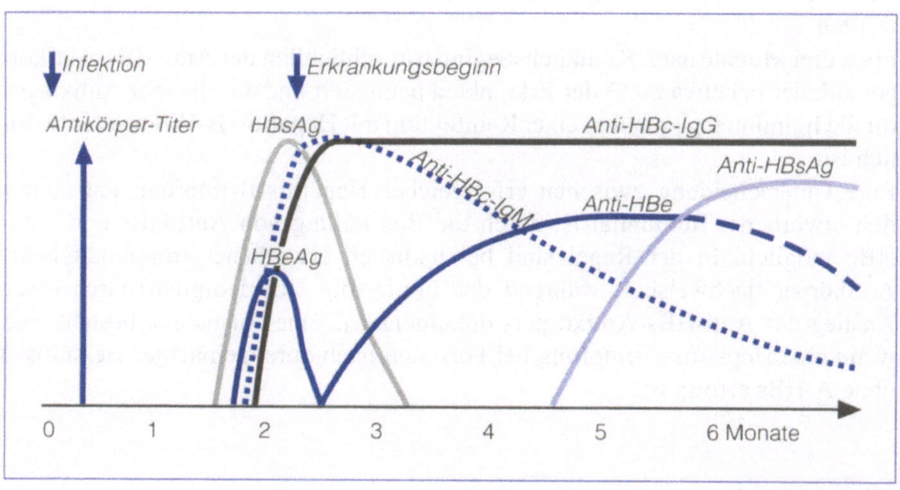

Abb. 4:   Verlauf einer unkomplizierten akuten Hepatitis-B-Infektion [78]

Antikörper läßt sich das Erkrankungsstadium ablesen. Auch Rückschlüsse auf ein mögliches Übergehen der Erkrankung in eine chronische Verlaufsform können anhand des Antigen-Antikörpermusters gezogen werden (siehe auch Kapitel 2). Eine Übersicht über das Auftreten von Antigenen und Antikörpern im Rahmen einer unkomplizierten akuten Hepatitis-B-Erkrankung gibt Abb. 4. Es ist zu erkennen, daß das HBs-Antigen bereits vor Beginn der Erkrankung auftritt und im normalen Verlauf einer akuten Hepatitis-B-Infektion, ohne Übergang in eine chronische Hepatitis B oder einen Trägerstatus, nach etwa zwei Monaten vollständig aus dem Blut eliminiert ist.

Ein Nachweis von HBs-Antigen (HBsAg) über mehr als drei Monate macht deutlich auf den möglichen Übergang in eine chronische Verlaufsform aufmerksam. Der Nachweis von HBe-Antigenen (HBeAg) vor oder kurz nach Beginn der Gelbsucht ist ein klares Zeichen für die hohe Vervielfältigung des Virus und sein massives Auftreten im Blut.

Bei der akuten Hepatitis treten mit Abfallen der HBs- und der HBe-Antigene und dem Abklingen der Gelbsucht erste Antikörper gegen diese Virusbestandteile auf. Dagegen kommt es bereits mit Erkrankungsbeginn zu einem Anstieg des Anti-HBc-Antikörpers, der bei allen infizierten Patienten persistiert und lebenslang nachweisbar bleibt. Etwa zwei Wochen später kann der Anti-HBe-Antikörper nachgewiesen werden, der etwa zwei Monate darauf seinen Höhepunkt erreicht und in den Fällen einer ausgeheilten, akuten Hepatitis B nach spätestens einem Jahr verschwunden ist. Bei chronisch asymptomatischen Trägern des Hepatitis-B-Virus verbleibt jedoch Anti-HBe im Serum und kann dort weiter nachgewiesen werden.

Etwa drei Monate nach Krankheitsbeginn tritt schließlich der Anti-HBs-Antikörper auf, der bei etwa 80 % der Erkrankten persistiert und als einziger Antikörper für die Immunität gegenüber einer Reinfektion mit Hepatitis-B-Viren verantwortlich ist.

Eine Unterscheidung zwischen erfolgreicher Hepatitis-B-Impfung und natürlich erworbener Immunität ist durch die Beurteilung von Anti-HBs und Anti-HBc möglich. In der Regel sind bei natürlich erworbener Immunität beide Antikörper nachweisbar, während der Impferfolg sich lediglich durch einen Anstieg des Anti-HBs-Antikörpers dokumentiert. Eine Ausnahme besteht hier, wenn eine Hepatitis-B-Impfung bei Personen nach durchgemachter Hepatitis B ohne A-HBs erfolgt ist.

3.4 Die chronische Hepatitis-B-Erkrankung (chronische Infektion)

Bei den chronischen Hepatitis-B-Infektionen sind drei Formen zu unterscheiden: die chronisch-persistierende Hepatitis B, die chronisch-aggressive Hepatitis B und der Hepatitis-B-Trägerstatus (Carrier-Status).

3.4.1 Die chronisch-persistierende Hepatitis B

Bei der chronisch-persistierenden Hepatitis B handelt es sich um die gutartige Form der chronischen Hepatitis B. Nach Infektion mit dem Hepatitis-B-Virus kommt es in der Regel zu einer milde verlaufenden akuten Hepatitis-B-Erkrankung, die anschließend in eine chronisch-persistierende Form übergeht. Es sind hier zwar Zeichen einer Leberentzündung vorhanden, und auch die Leberwerte sind erhöht, aber bei den Patienten besteht in der Regel ein nur leichtes Krankheitsbild. Charakteristisch für die Beschwerden sind Müdigkeit, Leistungsabfall und Abgeschlagenheit. Ein Teil der Patienten zeigt jedoch keinerlei Symptome. Bei ihnen wird die Diagnose einer chronisch-persistierenden Hepatitis B zufällig gestellt.

Um die chronisch-persistierende Hepatitis B von einer milde verlaufenden aggressiven Hepatitis B abzugrenzen, ist es in der Regel unumgänglich, mindestens zwei Leberpunktionen in einem zeitlichen Abstand von ca. sechs Monaten durchzuführen. Nur die histologische Bewertung des Lebergewebes erlaubt den sicheren Ausschluß einer chronisch-aggressiven Hepatitis B.

In den meisten Fällen heilt die chronisch-persistierende Hepatitis B von selbst aus. Nur in seltenen Fällen kommt es zu einem Übergang in die chronisch-aggressive Form der Hepatitis B. Allerdings sind Verläufe von bis zu 14 Jahren Dauer beobachtet worden.

3.4.1.1 Laborbefunde bei einer chronisch-persistierenden Hepatitis B

In der Labordiagnostik findet man bei den Patienten mit chronisch-persistierender Hepatitis B mäßig angestiegene Leberenzymwerte; dabei kommt es zum Anstieg der GOT und GPT bis 500 µ/l, selten darüber. Bis zu 80 % aller Patienten mit chronisch-persistierender Hepatitis B sind HBs-Antigen-positiv, während der Test auf das HBe-Antigen in der Regel negativ ausfällt und Anti-HBe nur in etwa 50 % der Fälle nachweisbar ist. Prognostisch tragen Patienten, bei denen HBs-Antigen und HBe-Antigen positiv sind, ein erheblich höheres Risiko für den Übergang in eine chronisch-aggressive Hepatitis B.

3.4.2 Die chronisch-aggressive Hepatitis B

Die chronisch-aggressive Hepatitis B ist durch einen fortschreitenden Leberzellschaden unterschiedlichen Schweregrades gekennzeichnet. Während in einigen Fällen nur leichte Verlaufsformen zu beobachten sind, die an eine chronisch-persistierende Hepatitis B erinnern, kommt es in anderen Fällen zu einem raschen Übergang aus einer akuten Hepatitis-B-Infektion in eine chronisch-aggressive Hepatitis B mit Entwicklung einer manifesten Leberzirrhose.

Es muß davon ausgegangen werden, daß bei etwa 3 % aller Patienten, die im Rahmen einer akuten Hepatitis B eine Gelbsucht entwickeln, der Übergang in eine chronisch-aggressive Hepatitis B erfolgt.

Das klinische Bild ähnelt in etwa 1/3 aller Fälle dem der akuten Virus-Hepatitis mit gastrointestinalen Beschwerden, in einigen Fällen auch mit Fieber und Gelbsucht. 2/3 aller Patienten klagen jedoch eher über schleichende Symptome, wobei Müdigkeit, unbestimmte Oberbauchbeschwerden und auch häufiger rheumatische Beschwerden im Vordergrund stehen.

3.4.2.1 *Laborbefunde bei einer chronisch-aggressiven Hepatitis B*

Laboruntersuchungen zeigen bei den Patienten mit einer chronisch-aggressiven Hepatitis B in nahezu allen Fällen eine Erhöhung der Leberenzyme, wobei der Grad der Erhöhung einer erheblichen Schwankungsbreite unterliegt. Daneben sind in einigen Fällen bereits Zeichen einer Leberfunktionsstörung erkennbar. Der Nachweis von HBsAg und teils auch von HBe-Antigen im Serum ist positiv, wobei ähnlich wie bei der chronisch-persistierenden Hepatitis B das gleichzeitige Vor-

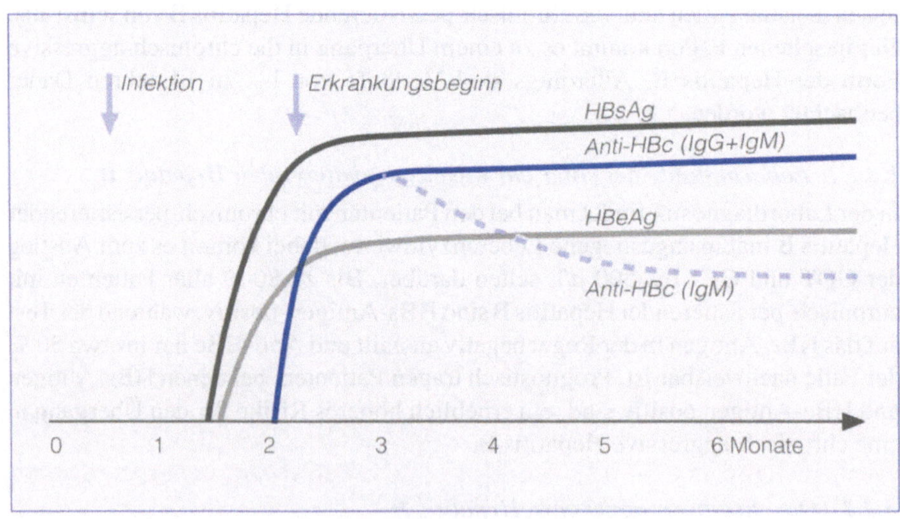

Abb. 5: Verlauf einer chronischen Hepatitis-B-Infektion

liegen von HBs-Antigen und HBe-Antigen einen hochentzündlichen Leberprozeß anzeigt, der rasch in eine Leberzirrhose übergehen kann.

Die Prognose der chronisch-aggressiven Hepatitis B ist schlecht. Es ist davon auszugehen, daß bereits nach ca. vier Jahren etwa 40 % der Patienten eine Leberzirrhose entwickeln. Nur bei einem geringen Teil der Patienten kommt es zu einer Elimination des HBs-Antigens und damit zu einem spontanen Ausheilen der Erkrankung.

3.5 Hepatitis-B-Virusträger (Carrier)

Als Hepatitis-B-Virusträger (Carrier) bezeichnet man Personen, die nach einer Hepatitis-B-Infektion mindestens sechs Monate HBs-Antigen-positiv sind. Die meisten der Hepatitis-B-Virusträger sind zum Zeitpunkt ihrer Entdeckung symptomfrei und werden deswegen auch asymptomatische Hepatitis-B-Träger genannt. Die Symptomfreiheit schließt jedoch eine chronische Lebererkrankung aufgrund der Hepatitis-B-Infektion nicht aus. Die Unterscheidung zwischen gesunden und kranken Hepatitis-B-Virusträgern kann deshalb nur durch eine Leberhistologie erfolgen. Dabei fordern Experten für die endgültige Diagnosestellung mindestens zwei Leberpunktate.

In den letzten Jahren ist bei der Beurteilung des Hepatitis-B-Trägerstatus eine wesentliche Wandlung eingetreten. Im Gegensatz zu früher geht man davon aus, daß der Hepatitis-B-Trägerstatus mit einem erheblichen Risiko für eine chronische Lebererkrankung verbunden ist. Besonders Hepatitis-B-Virusträger, bei denen eine hohe Infektiosität vorliegt, haben oft bereits zum Zeitpunkt der Entdeckung ihres Trägerstatus eine asymptomatische chronische Lebererkrankung oder tragen zumindest ein deutlich erhöhtes Risiko, eine solche zu entwickeln.

Eine besondere Bedeutung kommt bei der Bewertung eines Trägerstatus dem Nachweis von Virus-Erbinformationen zu (Virus-DNS, siehe Schema in Kap. 2). Als gesunde, HBs-Antigen-positive Virusträger sollten nur Personen bezeichnet werden, die über mindestens sechs Monate keine Symptome einer chronischen Lebererkrankung haben, normale Leberenzyme vorweisen und weder HBe-Antigen noch Hepatitis-B-Virus-Erbinformationen im Serum tragen.

Die Entwicklung eines Hepatitis-B-Trägerstatus ist von verschiedenen Einflußfaktoren abhängig. Nur 3 % der zufällig entdeckten Hepatitis-B-Virusträger geben an, eine Hepatitis-B-Infektion durchgemacht zu haben. Die meisten der Hepatitis-B-Virusträger sind wahrscheinlich infiziert worden, ohne anschließende klinische Zeichen einer Erkrankung ausgebildet zu haben. Das größte Risiko, einen Hepatitis-B-Trägerstatus zu entwickeln, besteht bei einer Infektion im frühesten

Kindesalter. Grund dafür dürfte das bei Säuglingen noch nicht entwickelte Immunsystem sein.

Tierexperimente haben gezeigt, daß die Entwicklung einer akuten Hepatitis B meist auf die Infektion mit großen Virusmengen folgt, während Empfänger kleinerer Virusmengen zwar meist eine symptomärmere oder symptomlose Erkrankung durchmachen, dafür aber häufig einen Hepatitis-B-Trägerstatus entwikkeln. Eine große Rolle bei der Entwicklung eines Hepatitis-B-Trägerstatus spielt die Infektion von Neugeborenen durch ihre Mutter.

Der Hepatitis-B-Trägerstatus ist in der Regel von langer Dauer. Verläufe von bis zu 20 Jahren sind beschrieben worden, wobei man davon ausgehen kann, daß jährlich etwa 2 % der Infizierten das HB-Virus eliminieren und somit den Trägerstatus verlieren.

3.6 Das Risiko weiterer Erkrankungen

Bei Patienten mit chronischem Trägerstatus muß mit einem massiv erhöhten Risiko für eine Zweitinfektion durch den Hepatitis-D-Virus, für die Entwicklung einer chronischen Lebererkrankung und die Entwicklung eines primären Leberzellkarzinoms gerechnet werden. So ist, beispielhaft betrachtet, das relative Risiko eines HBsAg-Trägers, ein primäres Leberzellkarzinom zu entwickeln, 200mal höher als das eines Nichtträgers. Das primäre Leberzellkarzinom ist mit schätzungsweise 250.000 neuen Erkrankungsfällen pro Jahr eine der zehn häufigsten Krebsarten weltweit.

3.6.1 Zweitinfektion mit dem Hepatitis-D-Virus

Eine Zweitinfektion mit dem Hepatitis-D-Virus (Delta-Virus) führt in der Regel zu einer schwer verlaufenden, schnell fortschreitenden Hepatitis. Die Patienten zeigen vielfach das Bild einer akuten Hepatitis B, wobei der Laborstatus allerdings eher Zeichen einer inaktiven Hepatitis B aufweist. Auch kommt es nicht selten zu fulminanten Verläufen.

Gerade in Ländern mit einer hohen Hepatitis-B-Trägerrate ist die Zweitinfektion mit Hepatitis-D gefürchtet. In Italien kann davon ausgegangen werden, daß bis zu 81 % der Patienten mit dem Bild einer akuten Hepatitis B und dem Laborstatus einer inaktiven Hepatitis B an einer Zweitinfektion mit dem Delta-Virus erkrankt sind.

3.6.2 Chronische Lebererkrankungen

Insbesondere infizierte Kinder von Hepatitis-B-positiven Müttern befinden sich in der Gefahr, eine chronische Lebererkrankung zu entwickeln. Untersuchungen aus Ländern mit einer hohen, sogenannten vertikalen Hepatitis-B-Virus-Übertragungsrate (Mutter-Kind-Übertragung) haben gezeigt, daß für diese Gruppe ein hohes Risiko besteht, sich eine chronische Lebererkrankung bis hin zur Leberzirrhose und dem primären hepatozellulären Karzinom zuzuziehen.

3.6.3 Die Leberzirrhose

Unter einer Leberzirrhose versteht man einen vermehrt bindegewebigen Umbau der Leber mit fortlaufender Zerstörung des Organs und einer schwerwiegend gestörten Blutversorgung. Endstadium der Leberzirrhose ist die sogenannte Schrumpfleber. Mit fortschreitender Leberzirrhose kommt es aufgrund des narbigen Umbaus zu einem Verlust der Stoffwechselfunktion des Organs.

Als Frühsymptome der Leberzirrhose können uncharakteristische Beschwerden wie Übelkeit und Appetitlosigkeit, Müdigkeit und Leistungsverlust angesehen werden. Aufgrund des behinderten Blutdurchflusses durch das narbig veränderte Organ kommt es im weiteren zu einer Reihe von zum Teil schwerwiegenden Folgeerscheinungen wie Bauchwassersucht (Aszites) oder der Ausprägung von venösen Umgehungskreisläufen im Bereich der Speiseröhre (Ösophagusvarizen) mit ihren gefürchteten Blutungskomplikationen.

Eine Leberzirrhose kann sich über viele Jahre entwickeln, kann aber in einigen Fällen auch sehr schnell fortschreiten. Zeigen sich erst einmal Folgen der behinderten Leberdurchblutung (portale Hypertension), muß mit dem Eintreten des Todes innerhalb von 1-2 Jahren gerechnet werden. Neben dem primären Leberzellkarzinom ist die Leberzirrhose das schwerwiegendste Endstadium der chronischen Hepatitis.

3.6.4 Das primäre hepatozelluläre Karzinom

Für Träger des Hepatitis-B-Virus stellt das primäre hepatozelluläre Karzinom die schwerwiegendste Komplikation der Erkrankung dar. Besonders gefährdet sind, wie schon zuvor erwähnt, die vertikal infizierten Personen, insbesondere also die Kinder Hepatitis-B-positiver Mütter. Es müssen drei Verlaufsformen bei der Entwicklung eines primären Leberzellkarzinoms unterschieden werden.

Bekanntlich kommt es bei 10-15 % der Leberzirrhosen zur Entwicklung eines primären Leberzellkarzinoms, und zwar sowohl durch einen kontinuierlich fortschreitenden Verlauf aus dem Trägerstatus über die Entwicklung einer chronischen Hepatitis (Abb. 6: Kurve 1) als auch alternierend mit rezidivierenden Phasen einer hohen Krankheitsaktivität (Abb. 6: Kurve 2).

Die Leberzirrhose ist für Hepatitis-B-Virusträger aber nicht obligatorische Voraussetzung eines sich entwickelnden Leberzellkarzinoms. Carriers können z.B.

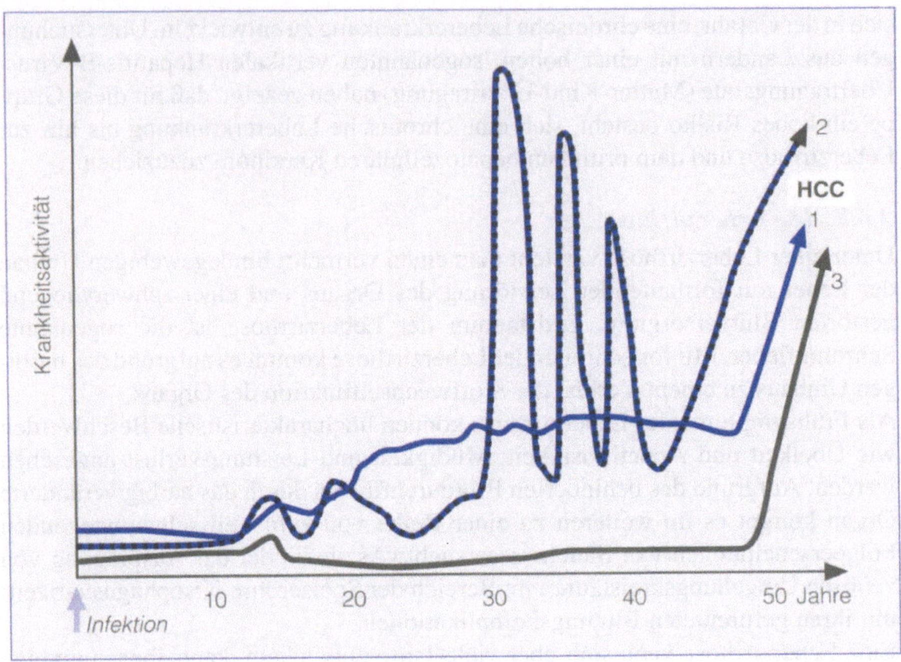

Abb. 6: Entwicklung eines Leberzellkarzinoms (HCC) bei drei unterschiedlichen Krankheitsverläufen [21]

nach Infektion durch die Mutter zunächst einen symptomarmen/symptomlosen Trägerstatus von mehr als 40 Jahren durchleben und schließlich ohne Entwicklung eines chronischen Leberschadens und einer Leberzirrhose an einem primären hepatozellulären Karzinom erkranken (Abb. 6: Kurve 3) [21].

Aus Ländern mit hoher Hepatitisdurchseuchung ist bekannt, daß für die Entwicklung eines Leberzellkarzinoms eine Wahrscheinlichkeit von einem Krankheitsfall auf 250 Hepatitis-B-Virusträger besteht.

3.7 Extrahepatische Manifestationen

Bei der akuten Hepatitis B ist eine Reihe von extrahepatischen Manifestationen bekannt. Grund dafür dürfte das Auftreten von Immunkomplexen sein, die zu verschiedensten Störungen führen können.

Tab. 3:   Extrahepatische Manifestationen der Hepatitis B

- Hautveränderungen

- Gelenkentzündungen

- Nierenentzündungen (Glomerulonephritis)

- Entzündungen der Gefäßwände (Panarteriitis n.)

- Kryoglobulinämie

Von Patienten mit akuter Hepatitis B wird, wie aus Tab. 1 ersichtlich, in erster Linie über Hautveränderungen, Gelenkbeschwerden und -entzündungen, aber auch Nierenentzündungen und Symptome wie bei Panarteriitis nodosa und Kryoglobulinämie geklagt. Gelenkbeschwerden und -entzündungen treten in bis zu 30 % der Fälle von akuter Hepatitis B bei Erwachsenen auf, während die Nierenaffektionen insbesondere bei Kindern vorkommen. Die Hautveränderungen umfassen zum Teil schwere urtikarielle oder diffus makulopapulöse Exantheme.
Bei der chronischen Hepatitis B, insbesondere der aggressiven Form, zeigen Patienten häufig Symptome des rheumatischen Beschwerdebildes. Nicht selten ist dies der eigentliche Grund für einen Arztbesuch [21].

3.8   Psychische und soziale Auswirkungen eines Hepatitis-B-Trägerstatus

Leider werden die psychischen und sozialen Auswirkungen eines Hepatitis-B-Trägerstatus auf die betroffene Person zuwenig beachtet. In der Kürze soll hier nur erwähnt werden, daß der Hepatitis-B-Trägerstatus zu ganz erheblichen psychischen Belastungen führen kann. Als Beispiel sei das Damoklesschwert einer unklaren oder in einigen Fällen auch sehr ungünstigen Prognose ohne eine sichere kurative Therapie genannt. Ein weiterer Faktor ist bei den als infektiös geltenden Personen auch die Sorge, andere mit Hepatitis B zu infizieren. Dieses gilt besonders für Frauen mit Kinderwunsch.
Aber auch der Sexualbereich stellt in diesem Zusammenhang ein erhebliches Problemfeld dar. Zwar kann die Impfung des Sexualpartners ein Ausweg sein, allerdings stellt das Geständnis der Infektiosität gerade eine junge Beziehung auf eine frühzeitige Belastungsprobe.

Ebenfalls schwierig gestaltet sich die Situation eines Infizierten in einigen beruflichen Bereichen, insbesondere im Gesundheitsdienst. Es sind bereits Fälle der Übertragung von Ärzten auf Patienten beschrieben worden. Erst kürzlich wurde der Fall eines britischen Herzchirurgen publiziert, der strafrechtlich belangt wurde, da er als HBsAg-Träger Patienten infiziert hatte.

In einer 1992 veröffentlichten Modellstudie geben BELL et al. das Risiko eines Patienten, sich während einer Operation mit Hepatitis B zu infizieren, mit 0,024 bis 0,24 % an, wenn der Operateur Virusträger ist (HBeAg pos.) [9, 22].

Insbesondere invasiv tätige Ärzte tragen damit als Hepatitis-B-Virusträger eine besondere Verantwortung gegenüber ihren Patienten. Selbst wenn durch Verzicht auf besonders gefährdende Tätigkeiten und entsprechende hygienische Maßnahmen viele Arbeitsfelder für einen Hepatitis-B-Virusträger zumindest teilweise weiter zugänglich sein können, befindet sich dieser gegenüber Kollegen, Vorgesetzten und Patienten durch offensichtlich besondere hygienische Maßnahmen, wie das Tragen doppelter Handschuhe etc., in einem ständigen Erklärungszwang. Hinzu kommen erfahrungsgemäß erhebliche Akzeptanzprobleme bei einer großen Zahl von Patienten.

In der Praxis dürften damit weit mehr Arbeitsfelder, als aus Gründen des Patientenschutzes unbedingt notwendig, für einen Hepatitis-B-Virusträger verschlossen sein. Dieses gilt insbesondere für solche mit einem hohen Anteil an invasiven Tätigkeiten.

Psychische und soziale Probleme eines Hepatitis-B-Virusträgers können hier nur sehr unvollständig angesprochen werden. Die bestehenden Schwierigkeiten sind vielfältig. Abhängig von der individuellen psychischen Disposition und dem Verlauf der Infektion besteht die Möglichkeit, daß diese Erkrankungsfolgen den somatischen Problemen in ihrer Schwere durchaus entsprechen.

3.9 Therapie

Im Rahmen dieses Buches soll nicht ausführlich auf die Therapie der Hepatitis B eingegangen werden. Es sei nur erwähnt, daß nach dem derzeitigen Stand keine sicher kurative Therapie bekannt ist.

Die akute Hepatitis B wird mit Ruhe, Verzicht auf möglichst alle leberbelastenden Noxen (Alkohol, Medikamente) symptomatisch behandelt. Auf den Verzicht dieser Noxen beschränkt man sich auch bei der gesicherten chronisch-persistierenden Hepatitis B.

Bei der chronisch-aggressiven Hepatitis ist in erster Linie eine Alpha-Interferon-Therapie möglich, mit der eine Besserung der chronischen Lebererkrankung, ein positiver Einfluß zur Verhütung einer Leberzirrhose und eines Leberzell-karzinoms sowie in einigen Fällen auch eine Beseitigung der Infektion erzielt werden kann. Sehr kritisch werden dagegen Therapieversuche mit Glukokortikoiden und Interleukin 2 diskutiert. Als Ultima ratio, besonders bei jungen Patienten mit Leberzirrhose im Endstadium der Erkrankung, ist auch an eine Lebertransplantation zu denken. Durch die Lebertransplantation wird allerdings nicht die bestehende Viruserkrankung beseitigt [21, 23].

4. Infektionsgefahren im Beruf

4.1   Berufe im Gesundheitswesen

Von allen Berufsgruppen sind sicher die Berufe im Gesundheitswesen bezüglich ihrer Hepatitis-B-Gefährdung die meistuntersuchten. Exakte Zahlen über die mittlere Durchseuchung der deutschen Bevölkerung liegen dagegen nicht vor. Schätzungen erlauben es jedoch, von einer Größenordnung zwischen 1,5 und 5 % auszugehen [3, 25].

Großangelegte Studien, wie die von MARUNA in Österreich, haben gezeigt, daß der Durchseuchungsgrad bei den im Gesundheitsdienst tätigen Personen in Abhängigkeit vom Tätigkeitsbereich bei mehr als 25 %, also um den Faktor 5 über der Normalbevölkerung lag [24].

Noch 1981 entfielen über 70 % der in der Bundesrepublik aus dem Gesundheitswesen gemeldeten Berufskrankheiten auf die Hepatitis B. Zwar wurden durch die Einführung der Hepatitis-B-Impfung bereits erhebliche Erfolge erzielt, und die Zahl der als Berufskrankheiten gemeldeten Hepatitis-B-Fälle ist auf ein Drittel des Standes von 1981 gesunken, aber trotzdem ist die Hepatitis B zusammen mit der Tuberkulose nach wie vor die häufigste Berufskrankheit bei Angehörigen des Gesundheitswesens [26, 27].

Die Gefährdung von Mitarbeitern ist jedoch, abhängig von dem Fachbereich, in dem sie tätig sind, unterschiedlich hoch. Die wichtigsten Arbeitsfelder sollen im folgenden gesondert beschrieben und bewertet werden.

Tab. 4: Durchseuchungsgrad des Personals einzelner
Fach- oder Tätigkeitsbereiche im Gesundheitswesen

Hepatitis-B-Durchseuchungsraten der in den einzelnen medizinischen Fachbereichen tätigen Personen (Österreich) [24]

Rang	med. Fachbereich bzw. Station	untersuchte Personen	Hepatitis-B-Durchseuchung Anzahl	%-Rate
1.	Dialyse	201	55	27,4 %
2.	Anästhesie	972	172	17,7 %
3.	Dermatologie	588	100	17,0 %
4.	HNO-Krankheiten	681	114	16,7 %
5.	Urologie	739	120	16,2 %
6.	Lungenheilkunde	397	58	14,6 %
7.	Pathologie	515	72	14,0 %
8.	Labor	3.084	421	13,7 %
9.	Augenheilkunde	500	67	13,4 %
10.	Zahnheilkunde	2.277	289	12,7 %
11.	Infektionsabteilungen	1.475	184	12,5 %
12.	Chirurgie	10.716	1.314	12,3 %
13.	Interne	7.697	933	12,1 %
14.	Neurologie/Psychiatrie	1.967	238	12,1 %
15.	Allgemeinmedizin	4.326	515	11,9 %
16.	Gynäkologie	3.037	346	11,4 %
17.	Röntgen	1.462	166	11,4 %
18.	Spitalswäschereien	407	42	10,3 %
19.	Kinderheilkunde	2.084	205	9,8 %
20.	Nichtklinische Fächer	120	11	9,2 %
21.	Reha-Zentren, Pflege-, Kur- und Altenheime, Geriatrie	33.689	2.602	7,7 %
22.	Rettungswesen	652	40	6,1 %
23.	Physikalische Institute	835	48	5,7 %
	Sonstige	7.564	590	7,8 %
	Summen:	85.985	8.702	x = 10,1 %

Tab. 5: **Berufskrankheitenfälle**

BGW: Gemeldete Berufskrankheiten
- Hepatitis -

Jahr	Fälle	Hep. A	Hep. B	Hep. C
1984	533	84	378	71
1985	437	81	296	60
1986	360	44	268	48
1987	345	44	241	60
1988	329	56	233	40
1989	305	46	228	31
1990	317	45	232	40
1991*	322	57	210	55
1992*	363	54	234	74
1993*	387	55	248	80

*Versicherte der Berufsgenossenschaft für Gesundheitsdienst und Wohlfahrtspflege
(BGW)

4.1.1 Ärzte/Ärztinnen

Infektionsgefährdende Tätigkeiten und andere Risikofaktoren

- Alle Tätigkeiten mit Blutkontakt, insbesondere Punktionen, operative Eingriffe, Untersuchung und Behandlung offener Wunden, Notfallbehandlungen und Geburtshilfe
- Endoskopische Behandlungen und Untersuchungen
- Kontakt mit anderen Körperflüssigkeiten oder Geweben
- Verletzungen an kontaminierten Gegenständen (z.B. Kanülen), insbesondere bei o.g. Tätigkeiten

Nach einer Studie von HOFMANN aus dem Universitäts-Klinikum Freiburg lag der Durchseuchungsgrad in der Gruppe der Ärzte bei etwa 10 %, während eine Untersuchung in Essener Arztpraxen im Jahre 1981 unter den Ärzten eine Durchseuchungsrate von über 29 % ergab. Die deutlich höhere Durchseuchungsrate der Ärzte in Praxen dürfte sicherlich zum einen mit der höheren Zahl von Berufsjahren bei Praxisinhabern gegenüber Krankenhausärzten, zum anderen aber auch mit ersten Erfolgen der Hepatitis-B-Impfprophylaxe in Zusammenhang zu bringen sein [25, 28].

Zwischen den einzelnen Fachrichtungen gibt es hinsichtlich der Hepatitis-B-Gefährdung deutliche Unterschiede. Die höchste Gefährdung besteht in ärztlichen Bereichen, in denen aufgrund häufiger invasiver Tätigkeiten, gerade auch in Bagatellfällen, die Möglichkeit einer Kontamination oder auch Inokulation mit Patientenblut besteht. Bewertend kann gesagt werden, daß häufig vom Arzt durchgeführte, auch kleinere Eingriffe die Möglichkeit von Bagatellverletzungen und damit auch das Risiko einer Hepatitis-B-Infektion erhöhen. So überrascht es nicht, daß sich die höchsten Durchseuchungsraten in den Praxen von Urologen und Hals-Nasen-Ohrenärzten fanden [28].

Gerade in den Arztpraxen wird die Gefährdung durch die Hepatitis B häufig noch unterschätzt. Während bei Krankenhausärzten Maßnahmen der Expositionsprophylaxe, wie das Tragen von Handschuhen, bereits weitgehend Verbreitung gefunden haben, bestehen bei Praxisärzten in dieser Hinsicht noch erhebliche Ressentiments. Dabei wird vergessen, daß gerade bei einer großen Patientenzahl bereits aufgrund der statistischen Vorgaben Kontakte mit Hepatitis-B-Virusträgern nahezu unvermeidlich sind. Leider bestehen zudem bei in der Praxis tätigen Ärzten noch erhebliche Impflücken.

4.1.2 *Krankenpflegepersonal*

Infektionsgefährdende Tätigkeiten und andere Risikofaktoren

- Alle Tätigkeiten mit Blutkontakt, insbesondere Punktionen, Assistenz bei operativen Eingriffen, Versorgung offener Wunden, Notfallmaßnahmen, Intensivpflege und Geburtshilfe
- Assistenz bei endoskopischen Behandlungen und Untersuchungen
- Kontakt mit anderen Körperflüssigkeiten oder Geweben
- Verletzungen an kontaminierten Gegenständen (z.B. Kanülen), insbesondere bei o.g. Tätigkeiten

siehe auch Tabelle: Tätigkeiten mit Blutkontakt

In der schon genannten Freiburger Studie zeigte sich der Durchseuchungsgrad bei den Pflegekräften mit mehr als 14 % deutlich höher als bei der Berufsgruppe der Krankenhausärzte. Diese Zahlen entsprechen den Ergebnissen weiterer Studien, die sich mit dem Infektionsrisiko des Pflegepersonals mit Hepatitis B beschäftigen [24, 25, 30].

Das Infektionsrisiko für das Krankenpflegepersonal wurde eindrucksvoll in einer Studie des Deutschen Berufsverbandes für Krankenpflege aus dem Jahre 1990 dargestellt. 87 % der 300 befragten Pflegekräfte gaben hier an, täglich Kontakt mit Blut zu haben. Die Zahl der täglichen Blutkontakte wurde mit mehr als fünf beziffert. Gleichzeitig traten bei 81 % des Pflegepersonals in einem Zeitraum von sechs Monaten Verletzungen auf, in deren Folge es bei 31 % zu Hautläsionen kam. Einen Überblick über die wichtigsten Tätigkeiten, bei denen es im Rahmen der täglichen Arbeit zu Blutkontakt kommt, gibt die nachfolgende Tabelle. Nicht berücksichtigt wurden dabei Blutkontakte durch Verunreinigungen, z.B. bei Reinigungstätigkeiten, Lagern und Waschen von Patienten etc.

Die Aufstellung über die Arten der innerhalb von sechs Monaten erfaßten Arbeitsunfälle mit Blutkontakt zeigt, daß sich immerhin 10 % der befragten Pflegekräfte eine Nadelstichverletzung zuzogen. Berücksichtigt man gleichzeitig die hohe

Tab. 6: Beteiligung der Pflegekräfte an Tätigkeiten, die ein
Blutkontaktrisiko beinhalten

Aktivitäten, bei denen es zu Blutkontakt kommen kann	Schwestern, Pfleger, die täglich solche Arbeiten ausführen (in %) (n=300)
Wundversorgung/-drainage	61
Blutabnahme, Proben, Tupfer	43
Anlegen von i.v. Tropf	36
i.v. Gabe von Medikamenten/Lösungen	32
Anlegen/Versorgung und Abnahme von Kathetern	26
Assistenz bei chirurgischen Operationen	5
Pflegepersonal mit täglichem Blutkontakt	87
Quelle: [31]	

Tab. 7:   Arbeitsunfälle im Tätigkeitsbereich des Pflegepersonals im
Zeitraum von sechs Monaten

Arbeitsunfälle	Befragte (in %) (n=300)
Blutspritzer auf ungeschützte Haut	61
Schnittverletzungen durch Glas/ zerbrochene Ampullen	38
Andere Körperflüssigkeiten auf ungeschützte Haut gespritzt	35
Verletzungen durch Injektionsnadeln bei Injektionen und Infusionen	33
Andere Nadelstichverletzungen	14
Schnittverletzungen durch scharfe Instrumente	12
Pflegekräfte, die mindestens durch einen solchen Vorfall beeinträchtigt wurden	81

Quelle: [31]

Infektiosität des Erregers und die Tatsache, daß nach amerikanischen Studien bei Stichverletzungen mit Injektionsnadeln, die mit Hepatitis-B-verseuchtem Blut kontaminiert waren, in 7-20 % aller Fälle eine Infektion auftrat, ist es möglich, Rückschlüsse auf das erhebliche Risiko des Krankenpflegepersonals zu ziehen [31].

In der Praxis muß man leider feststellen, daß das Risikobewußtsein unter Pflegekräften oft zu wünschen übrig läßt. Trotz breiter Impfangebote und -empfehlungen ist immer noch ein erheblicher Anteil des Krankenhauspflegepersonals ohne ausreichenden Hepatitis-B-Impfschutz [32]. Hauptgründe sind dabei das „Vergessen" notwendiger Titerkontrollen bzw. Nachimpfungen, eine unvollständige Grundimmunisierung, mangelndes Risikobewußtsein und unberechtigte Vorbehalte gegenüber der Impfung. Auch ist immer noch ein Informationsdefizit feststellbar. Weitere Aufklärung ist also auch und gerade bei den Pflegeberufen dringend notwendig.

4.1.3 *Pflegepersonal in Einrichtungen für geistig Behinderte und der Altenpflege*

> **Infektionsgefährdende Tätigkeiten und andere Risikofaktoren**
>
> - Alle Tätigkeiten mit Blutkontakt, insbesondere Punktionen, Pflegemaßnahmen, Versorgung offener Wunden (Dekubituspflege etc.)
> - Endoskopische Behandlungen und Untersuchungen
> - Kontakt mit anderen Körperflüssigkeiten oder Geweben
> - Verletzungen an kontaminierten Gegenständen (z.B. Kanülen), insbesondere bei o.g. Tätigkeiten
> - Tätliche Auseinandersetzungen
> - Enger Kontakt mit Hochrisikogruppen (Heime für geistig Behinderte)

Mit 20 % werden für das Pflegepersonal in Einrichtungen für geistig Behinderte etwa vierfach höhere Durchseuchungsraten genannt als für die Normalbevölkerung. Sie übertreffen auch deutlich den Durchschnitt der Krankenhauspflegekräfte (14 %). Das individuelle Risiko ist abhängig von der Beschäftigungsdauer. Wesentlicher Grund für die hohe Gefährdung dürfte neben den Tätigkeiten mit Blut- oder Körperflüssigkeitskontakt der enge Kontakt mit einer Hochrisikogruppe sein. Die Hepatitis-B-Prävalenz für die Bewohner von Einrichtungen für geistig Behinderte wird mit über 30 % angegeben. Weiterer Faktor ist sicher auch das noch mangelhafte Risikobewußtsein für die Gefahr einer Hepatitis-B-Infektion bei den Betroffenen [33, 34, 35, 36].
Eine durchaus vergleichbare Risikokonstellation ergibt sich für Altenpflegekräfte, wobei eine Abhängigkeit zu der geistigen Leistungsfähigkeit und der Pflegebedürftigkeit der Bewohner bestehen dürfte.

4.1.4 Zahnärzte/Zahnärztinnen und zahnärztliche Hilfsberufe

Infektionsgefährdende Tätigkeiten und andere Risikofaktoren

- Alle Tätigkeiten mit Blutkontakt, insbesondere Durchführung von oder Assistenz bei Punktionen, Aufbohren und Abschleifen von Zähnen, oral-chirurgischen Eingriffe, parodontologischen Behandlungen
- Kontakt mit anderen Körperflüssigkeiten oder Geweben
- Verletzungen an kontaminierten Gegenständen (z.B. Kanülen), insbesondere bei o.g. Tätigkeiten
- Kontakt mit blutkontaminierten Gegenständen (Abdrücke etc.)

Gerade in der Zahnmedizin ist trotz passiver Hygienemaßnahmen eine Vermeidung von Kontamination durch Speichel, Blut und Aerosole nahezu unmöglich. Auch die Verletzungsrate durch das ständige Hantieren mit scharfen Instrumenten und Spritzen ist hoch. Das führt zu einem wesentlich erhöhten Risiko einer Hepatitis-B-Infektion für Zahnärzte und die zahnärztlichen Hilfsberufe.

In großangelegten Studien wie der von MARUNA [24], bei der aus dem Bereich der Zahnheilkunde insgesamt 2277 Personen untersucht wurden, ergab sich eine deutlich über der Allgemeinbevölkerung (1,5-5 %) liegende Durchseuchungsrate von 12,7 %. Damit liegen die im Bereich der Zahnheilkunde tätigen Personen sogar noch knapp über denen aus Infektionsabteilungen und aus dem chirurgischen Fachbereich.

Ein deutlicher Hinweis auf die besondere Gefährdung in der Zahnheilkunde ist auch einer Untersuchung aus den Vereinigten Staaten zu entnehmen. Zahnmedizinstudenten wurden dabei über vier Jahre bei der praktischen Ausbildung beobachtet. Das Ergebnis zeigte, daß sich allein in diesen vier Jahren knapp 3 % der beobachteten Studenten mit Hepatitis B infizierten. Auch Untersuchungen wie die von HOFMANN [25], die für Zahnärzte nur eine Hepatitis-B-Durchseuchung von knapp 5 % ergab, bezogen fast ausschließlich Zahnärzte ein, die am Anfang des Berufslebens standen. Das Durchschnittsalter dieser Probanden lag deutlich unter 30 Jahren.

Eine Langzeitbeobachtung war nicht möglich, da sinnvollerweise eine Hepatitis-B-Impfung bei nahezu allen untersuchten Mitarbeitern erfolgte [24, 25, 37]. Das Infektionsrisiko für Zahnarzthelfer, besonders in der Stuhlassistenz, dürfte sich von dem der Zahnärzte nicht wesentlich unterscheiden. So zeigten Untersuchungen von Zahnarzthelfern im dritten Lebensjahrzehnt Durchseuchungsraten von mehr als 15 % [28, 30].

Eine weitere Berufsgruppe aus dem Bereich der Zahnheilkunde muß hier erwähnt werden: Auch für die Zahntechniker ist ein Kontakt mit Blut und Speichel durch kontaminierte Werkstücke unvermeidlich. Zusätzlich hantiert diese Berufsgruppe bei der Bearbeitung von Abdrücken, Modellen etc. mit schneidenden und scharfen Werkzeugen. Dabei besteht eine hohe Verletzungsgefahr und somit das Risiko der Inokulation von Blut und Körperflüssigkeiten der Patienten. Dies gilt besonders für Zahntechniker, die in sogenannten Praxislaboratorien tätig sind, da hier Abdrücke, Bißnahmen etc. zum Teil unmittelbar nach dem Patientenkontakt bearbeitet werden. Aber auch bei älteren kontaminierten Werkstücken besteht aufgrund der hohen Stabilität des Virus und der hohen Infektiosität noch ein Restrisiko für die Zahntechniker.

4.1.5 Beschäftigte in medizinischen Laboratorien

Infektionsgefährdende Tätigkeiten und andere Risikofaktoren

- Alle Tätigkeiten mit Blutkontakt, insbesondere Aufbereitung und Untersuchung von Proben, Reinigung der Analysegeräte etc., in einigen Fällen auch Blutentnahme
- Kontakt mit anderen Körperflüssigkeiten oder Geweben (Aufbereitung histologischer Präparate etc.)
- Verletzungen an kontaminierten Gegenständen (z.B. Kanülen), insbesondere bei o.g. Tätigkeiten
- Kontakt mit blutkontaminierten Gegenständen (Geräten, Arbeitsflächen)

Für das Personal von medizinischen Laboratorien werden abhängig vom Lebensalter Durchseuchungsraten von 25 % in der Altersgruppe bis dreißig und von mehr als 60 % in der Altersgruppe zwischen dem 30. und 40. Lebensjahr beschrieben. Gerade der Laborbereich zeigt, daß weder strikt durchgeführte passive Hygienevorkehrungen wie das Tragen von Handschuhen und Mundschutz noch Desinfektionsmaßnahmen die hohe Infektionsrate verhindern konnten [38].

4.2 Angehörige der Polizei und des Justizvollzugs- und Rettungsdienstes

4.2.1 Polizeibeamte/Polizeibeamtinnen

Infektionsgefährdende Tätigkeiten und andere Risikofaktoren

- Verletzungsgefahr bei tätlichen Auseinandersetzungen
- Erste-Hilfe-Maßnahmen
- Erstversorgung hilfloser Personen
- Verletzungsgefahr bei Spurensicherung, Visitationen, Durchsuchungen
- Kontakt mit Hochrisikogruppen (Drogenabhängigen)
- Körperschutzmaßnahmen nur eingeschränkt möglich

Die Gefährdung von Polizisten wird durch den verstärkten Kontakt mit Risikogruppen wie Drogenabhängigen, Prostituierten etc. bestimmt. Dabei kommt es zwangsläufig auch zu tätlichen Auseinandersetzungen, in deren Rahmen Verletzungen mit Blutkontakt auftreten können. In Extremfällen ist auch schon die Bedrohung und Verletzung von Polizeibeamten, z.B. durch Drogenabhängige mit blutkontaminierten Injektionsspritzen, bekannt geworden.

Verletzungen ohne direkten Blutkontakt bergen ebenfalls das Risiko einer Übertragung. Dies zeigt der Fall eines amerikanischen Polizeibeamten, der bereits 1976 dokumentiert wurde. Der Polizeibeamte war von einem Drogenabhängigen, der eine Woche nach dem Vorfall an einer akuten Virushepatitis erkrankte, in die Hand gebissen worden. Nach Ablauf einer normalen Inkubationszeit entwickelte der Polizeibeamte die Symptome einer schweren akuten Hepatitis B. Dies war einer der ersten Fälle, in denen der Nachweis einer Hepatitis-B-Übertragung durch einen menschlichen Biß geführt werden konnte [39].

Ein weiteres Risiko für Mitarbeiter im Polizeidienst besteht durch die Verletzung an kontaminierten Gegenständen. Gerade bei Maßnahmen gegen die Drogenkriminalität finden Polizeibeamte bei Visitationen, Durchsuchungen und Sicherstellungen häufig blutkontaminierte Injektionsspritzen oder Gegenstände. Diese Situationen können auch bei Aktionen gegen jede Form von Gewaltkriminalität oder bei unklaren Todesfällen in der Drogenszene auftreten. Häufig sind die kontaminierten Gegenstände versteckt, so daß eine besondere Verletzungsgefahr besteht.

Weit über das Maß der Normalbevölkerung hinaus sind Polizisten im Rahmen ihrer Tätigkeit zu Erste-Hilfe-Maßnahmen gezwungen, bei denen es häufig zu

Kontakt mit dem Blut von verletzten Personen und evtl. auch zu Verletzungen kommt. Auch hier liegt ein erhebliches Infektionsrisiko.

Besonders problematisch ist die Infektionsgefahr mit Hepatitis B für Polizeibeamte deshalb, weil der Kontakt mit Blut oder anderen Körperflüssigkeiten bzw. die Verletzungen an kontaminierten Gegenständen meist in Situationen erfolgen, die es dem Polizeibeamten nicht erlauben, persönliche Vorsorgemaßnahmen in Form von Schutzhandschuhen etc. zu treffen.

1990 wurden italienische Polizisten auf ihr Hepatitis-B-Risiko untersucht. Während in der Kontrollgruppe (20-30 Jahre) eine Hepatitis-B-Durchseuchung von 1,5 % verzeichnet wurde, zeigte sich bei den aktiven Polizisten im gleichen Alter eine nahezu zehnfach höhere Hepatitis-B-Prävalenz mit fast 15 %. In dieser Gruppe waren bereits 3,4 % Virusträger, während in der Kontrollgruppe ohne berufliche Belastung kein Virusträger zu finden war. Ebenfalls untersucht wurde eine Gruppe Polizisten im Alter von 31-62 Jahren. Hier lag die Hepatitis-B-Prävalenz bereits bei etwa 23 %, und der Anteil der Virusträger betrug 7,2 %. Auf der Grundlage dieser Untersuchung wurde für den Polizeidienst der italienischen Staatspolizei ein Hepatitis-B-Impfprogramm durchgeführt [40].

Bei einer Umfrage unter englischen Polizisten schätzten 69 % ihr Risiko für eine Hepatitis-B-Infektion als sehr hoch oder hoch ein. 86 % gaben an, einmal im Monat

Tab. 8: Prävalenz der Hepatitis B bei italienischen Polizisten

Prävalenz von HBV-Serummarkern bei italienischen Polizisten

	Polizisten (vergleichbar mit der Kontrollgruppe)	Kontrollgruppe (Kadetten)	Polizisten (nicht mit der Kontrollgruppe vergleichbar)	Total Gesamt	ohne Kontrollgruppe
n	147	133	153	433	300
Altersgruppe	20-30	20-30	31-62	-	-
HBsAg (%)	3,4	-	7,2	3,7	5,3
Anti-HBs und/oder Anti-HBc (%)	14,9	1,5	22,9	13,6	19

gegenüber Blut exponiert zu sein. 9 % der Polizisten hatten sich schon einmal an einem blutkontaminierten scharfen Gegenstand verletzt [41].

4.2.2 *Justizvollzugsbeamte/Justizvollzugsbeamtinnen*

Infektionsgefährdende Tätigkeiten und andere Risikofaktoren

- Verletzungsgefahr bei tätlichen Auseinandersetzungen mit Angehörigen einer Hochrisikogruppe
- Maßnahmen der Ersten-Hilfe bei Angehörigen einer Hochrisikogruppe
- Verletzungsgefahr bei Zellen- und Leibesvisitationen
- Enger räumlicher Kontakt mit Hochrisikogruppe
- Körperschutzmaßnahmen nur eingeschränkt möglich

Unter den Insassen von Justizvollzugsanstalten befinden sich anteilmäßig viele Angehörige von Hochrisikogruppen. Es muß daher angenommen werden, daß unter ihnen erheblich mehr Hepatitis-B-Virusträger sind als in der Normalbevölkerung. Als besonders problematisch ist hier die Gruppe der Drogenabhängigen in Justizvollzugsanstalten anzusehen. Dabei ist die Tatsache bedeutsam, daß intravenöse Drogeneinnahme zum Alltag in einer Justizvollzugsanstalt gehört. Die Justizvollzugsbeamten leben mit diesem Hochrisikokollektiv in enger, räumlicher und unausweichlich auch persönlicher Nähe. Kontakte mit Hepatitis-B-infiziertem Blut oder anderen Körperflüssigkeiten sind unausweichlich.

Besonders gefährliche Situationen können z.B. bei der Zellenvisitation entstehen. Hier stoßen Justizvollzugsbeamte fast zwangsläufig auf kontaminierte Spritzen oder Injektionsbestecke drogenabhängiger Insassen. Gerade beim Suchen nach versteckten Gegenständen ist die Verletzungsgefahr hoch. Eine weitere Situation mit hohem Ansteckungsrisiko ist die tätliche Auseinandersetzung mit oder das Eingreifen in solche Auseinandersetzungen zwischen den Insassen. Blutende Verletzungen sowohl bei den Insassen als auch bei den Justizvollzugsbeamten können die Folge sein und bergen die Gefahr des Blutkontaktes oder auch der Inokulation von Blut. Ein weiteres Risiko besteht bei notwendigen Erste-Hilfe-Maßnahmen, die Justizvollzugsbeamte durchführen.

Untersuchungen in italienischen Gefängnissen haben gezeigt, daß sowohl die Hepatitis-B-Durchseuchung der Insassen als auch die Durchseuchung der Wärter mehr als doppelt so hoch lag wie bei der Allgemeinbevölkerung. Entsprechend höher war auch die Zahl der Hepatitis-B-Virusträger. Beachtenswert ist, daß in den untersuchten Strafvollzugsanstalten nur etwa 20 % der Insassen als drogenabhängig galten.

Der Anteil von Drogenabhängigen in bundesdeutschen Gefängnissen (alte Bundesländer) wird bereits erheblich höher eingeschätzt. Hier dürften Anteile von etwa 50 % drogenabhängiger Insassen erreicht werden. Die Hepatitis-B-Prävalenz in der Gruppe der intravenös drogenabhängigen Insassen von Justizvollzugsanstalten wird von verschiedenen Autoren zwischen 60 und mehr als 70 % angegeben. So sind auch Angaben des früheren Bundesgesundheitsamtes zu erklären, die von einer Hepatitis-B-Durchseuchungsrate von bis zu 70 % in bundesdeutschen Gefängnissen ausgehen. In einer Studie [43] an der Justizvollzugsanstalt Wolfenbüttel wurde die jährliche Inzidenz der Hepatitis B auf 100.000 Personen von Strafgefangenen im Vergleich zur Normalbevölkerung dargestellt. Für die Gruppe der Strafgefangenen ergab sich dabei eine Inzidenz der Erkrankung von 1,67 % im Vergleich zu 0,007 % in der Normalbevölkerung. Selbst wenn man unterstellen kann, daß nur jede dritte Hepatitis-B-Erkrankung gemeldet wird, die Inzidenz in der Bevölkerung also 0,021 % beträgt, ergibt sich eine eindrucksvolle Differenz [3, 42, 43].

Daß sich aus dieser geschilderten Situation nicht nur die Notwendigkeit eines konsequenten Impfschutzes für die Justizvollzugsangestellten ergibt, sondern auch die Frage nach einer vorbeugenden Impfung der Anstaltsinsassen ohne Immunschutz, ist selbstverständlich. Auf diese Fragestellung wird im Kapitel 5 dieses Buches näher eingegangen.

4.2.3 *Rettungsassistenten/Rettungsassistentinnen (Rettungssanitäter/Rettungssanitäterinnen)*

> **Infektionsgefährdende Tätigkeiten und andere Risikofaktoren**
>
> - Erstversorgung von Unfallverletzten
> - Durchführung lebensrettender und -erhaltender Maßnahmen
> - Kontakt mit Risikogruppen bei o.g. Tätigkeiten (Drogenabhängigen)
> - Reinigung und Desinfektion der Einsatzfahrzeuge
> - Arbeiten häufig unter Streß und hoher psychischer Belastung

In dem relativ neuen Berufsbild des Rettungsassistenten, das aus den früheren Berufsbezeichnungen Rettungssanitäter, Rettungsdiensthelfer hervorgegangen ist, arbeiten in den alten Ländern der Bundesrepublik Deutschland hauptamtlich etwa 15.000 Personen.

Die Haupttätigkeit liegt in der Erstversorgung von Unfallverletzten, in der Durchführung lebensrettender Maßnahmen und in der Durchführung von Maßnahmen, die die Transportfähigkeit von Patienten ermöglichen. Diese Tätigkeiten werden entweder selbständig oder unter Aufsicht eines Arztes durchgeführt.

Im Rahmen dieser Aufgaben kommt es in einem hohen Maße zu Situationen, in denen Blutkontakt oder Kontakt mit anderen Körperflüssigkeiten der Verletzten unvermeidlich ist. Dies gilt insbesondere für die notfallmedizinischen Maßnahmen wie Lagern, Freimachen und Freihalten der Atemwege, Beatmen, Blutstillen, Schockbehandlung, Wiederbelebung durch Beatmung und Herzmassage. Neben diesen Aufgaben werden z.T. auch ärztliche Aufgaben wie Infusionen, endotracheale Intubationen und Injektionen entweder allein oder unter Aufsicht des Arztes durchgeführt. Selbst die Assistenz bei kleineren chirurgischen Noteingriffen wie Luftröhrenschnitten etc. gehört zum Aufgabenbereich des Rettungssanitäters.

Alle genannten Tätigkeiten werden unter hohem psychischem Druck im Rahmen eines Notfalleinsatzes durchgeführt. Hinzu kommt die besondere Situation in einem Rettungstransportwagen und die Notwendigkeit, diese Tätigkeiten auch während der Fahrt durchführen zu müssen.

Rettungsassistenten haben zudem besonders häufigen Kontakt mit Risikogruppen, insbesondere mit Drogenabhängigen, da die Patienten überdurchschnittlich oft aus dieser Gruppe stammen. Neben den bereits genannten Aufgaben gehört es ebenfalls zu der Arbeit der Rettungsassistenten, die Reinigung und Desinfektion ihrer Fahrzeuge vorzunehmen. Bei dieser Tätigkeit müssen kontaminierte Instrumente sowie Ausstattungen der Rettungstransportwagen gesäubert und desinfiziert werden.

Bei einer Untersuchung an bundesdeutschen Rettungssanitätern im Jahre 1984 zeigte sich eine Hepatitis-B-Prävalenz, die deutlich über der der Normalbevölkerung lag. Unter 211 untersuchten Personen fand sich bei 19 ein positiver Hepatitis-B-Nachweis. Dies entsprach 9 % des Untersuchungskollektivs. Hierbei muß berücksichtigt werden, daß das Durchschnittsalter der Rettungssanitäter niedrig ist. Mit zunehmendem Alter dürfte, entsprechend der Situation in anderen medizinischen Berufen, die Serumdurchseuchung erheblich ansteigen [44].

4.2.4 Feuerwehrleute

> **Infektionsgefährdende Tätigkeiten und andere Risikofaktoren**
>
> - Bergen von Verletzten (oft auch in Extremsituationen)
> - Erstversorgung von Unfallverletzten
> - Durchführung lebensrettender und -erhaltender Maßnahmen
> - Reinigung und Desinfektion der Einsatzfahrzeuge
> - Hohe Verletzungsgefahr im Einsatz
> - Arbeiten häufig unter Streß und hoher psychischer Belastung

Hier soll nur auf die Risiken einer Hepatitis-B-Infektion bei den klassischen Feuerwehraufgaben wie „Bergen, Retten, Löschen" eingegangen werden. In vielen Fällen übernehmen Feuerwehrleute darüber hinaus noch die Aufgaben von Rettungssanitätern, Fahrern von Notarztwagen etc.

Wesentliche Besonderheiten bei Feuerwehreinsätzen sind zum einen das große Risiko eines Feuerwehrmannes, sich während eines Einsatzes selbst zu verletzen, und zum anderen die häufig bestehende Notwendigkeit, verletzte, oft blutende Personen unter härtestem körperlichem Einsatz zu bergen und zu retten. Daher ist es fast unvermeidlich, daß Feuerwehrleute im Rahmen ihres Einsatzes direkten Blutkontakt haben, mit kontaminierten Kleidungsstücken oder Gegenständen in Berührung kommen und gleichzeitig durch eigene Verletzungen der Gefahr ausgesetzt sind, Erreger über diese Kontakte aufzunehmen. Der z.T. extrem hohe körperliche Einsatz und auch der hohe psychische Druck bei Feuerwehreinsätzen machen ein Verhalten unmöglich, das prophylaktische Maßnahmen zur Infektionsverhinderung berücksichtigt. Auch lebensrettende Sofortmaßnahmen wie die Erstversorgung von Brand- und Unfallopfern müssen aus dieser besonderen Situation heraus durchgeführt werden.

In den bisher bei Feuerwehrleuten durchgeführten Untersuchungen auf eine Hepatitis-B-Prävalenz zeigten sich bis zu fünffach höhere Durchseuchungsraten als in der Normalbevölkerung. Leider wurden solche Untersuchungen fast ausschließlich bei Feuerwehrleuten durchgeführt, die gleichzeitig Aufgaben als Rettungssanitäter oder Notarztwagenfahrer ausübten. Es ist deshalb nicht möglich, den Anteil des Hepatitis-B-Risikos näher zu beschreiben, der auf die „klassischen" Feuerwehrtätigkeiten entfällt. Art und Umfang der Infektionsrisiken lassen jedoch auch hier auf eine hohe Belastung schließen [44, 45].

4.2.5 Mitarbeiter/Mitarbeiterinnen der Hilfsdienste

Infektionsgefährdende Tätigkeiten und andere Risikofaktoren

- siehe auch Feuerwehr oder Rettungsdienste
- Blutspendedienste
- Katastropheneinsätze
- Auslandseinsätze in Hochrisikogebieten

Mitarbeiter der Hilfsdienste sind mit unterschiedlichsten Aufgaben betraut. Das Spektrum reicht von klassischen Einsätzen als Rettungssanitäter bis hin zu technischen Hilfen im Katastrophenfall im Ausland. Die Risiken der Hepatitis-B-Infektion bei Rettungssanitätereinsätzen werden gesondert in Kapitel 4.2.3 behandelt. Besondere Risiken für eine Ansteckung an Hepatitis B ergeben sich bei den Tätigkeiten im Hilfsdienst vor allem im Blutspendedienst und im Rahmen von Katastropheneinsätzen. Sowohl bei den Ärzten als auch bei den Mitarbeitern der Hilfsdienste, die Blutspendeaktionen durchführen, sind Kontakte mit Spenderblut sowie Nadelstichverletzungen und Verletzungen an blutkontaminierten Gegenständen möglich. Auch beim Verpacken, beim Transport und der Verarbeitung der Blutproben besteht die Gefahr von Blutkontakten, die zu einer Infektion führen können.

Eine weitere erhebliche Hepatitis-B-Gefährdung geht von Katastropheneinsätzen insbesondere im Ausland aus. Es soll hier nur auf die z.T. erheblich höhere Hepatitis-B-Durchseuchung in südlichen Ländern verwiesen werden. Gleichzeitig können notwendige hygienische Maßnahmen bei den teilweise hochgradig schwierigen Verhältnissen im Rahmen eines Auslandseinsatzes kaum ausreichend berücksichtigt werden.

Obwohl bisher keine isolierten Studien vorliegen, dürfte das Hepatitis-B-Risiko für Mitarbeiter von Hilfsdiensten im Auslandseinsatz zu den höchsten beruflichen Risiken in diesem Zusammenhang gehören.

4.3 Berufe mit längerem Auslandsaufenthalt

Es ist hier nicht möglich, auch nur annähernd die verschiedenen Berufe mit einem längeren Auslandsaufenthalt aufzuführen und hinsichtlich ihres Hepatitis-B-Risikos zu bewerten. Nachfolgend sollen deshalb nur einige Berufe beispielhaft genannt werden, in denen das Hepatitis-B-Risiko bei Auslandseinsätzen besonders hoch erscheint. Grundsätzlich sollte jedoch, unabhängig von der Art der Tätigkeit, bei Auslandsaufenthalten von mehr als drei Monaten in Gebieten mit hoher Hepatitis-B-Durchseuchung von einer erhöhten Infektionsgefährdung ausgegangen werden. Dabei darf nicht nur die Möglichkeit eines Sexualkontaktes als wesentlicher Risikofaktor für die betroffenen Personen gesehen werden. Zahlreiche Studien haben gezeigt, daß allein der selbstverständliche und unvermeidlich enge Kontakt mit der einheimischen Bevölkerung ein erhebliches Infektionsrisiko darstellt. Hinzu kommt das mit der Aufenthaltszeit steigende Risiko einer medizinischen Behandlung im Ausland [47].

4.3.1 *Entwicklungshelfer/Entwicklungshelferinnen*

Infektionsgefährdende Tätigkeiten und andere Risikofaktoren

- Lange Aufenthalte in Ländern mit oft hoher Erkrankungshäufigkeit
- Erste-Hilfe-Maßnahmen
- Erstversorgung erkrankter Personen
- Oft schwierige hygienische Verhältnisse
- Erheblich erhöhtes Risiko bei medizinischem Einsatz in Ländern mit hoher Erkrankungshäufigkeit
- Konsequente Arbeitsschutzmaßnahmen oft nicht möglich

Entwicklungshelfer in Gebieten mit hoher Hepatitis-B-Durchseuchung gehören aufgrund ihres notwendigen und gewünschten engen Kontaktes zur einheimischen Bevölkerung sicher zu einer Hochrisikogruppe für die Hepatitis B. Dieses hohe Risiko gilt bereits für Entwicklungshelfer mit Verwaltungs- und technischen Aufgaben, verstärkt sich aber noch ganz erheblich, wenn medizinische Aufgaben wahrgenommen werden. In diesen Fällen muß bei der Hepatitis-B-Risikoabschätzung sicher von einer Potenzierung gegenüber dem Risiko bei gleichen Tätigkeiten in der Bundesrepublik gesprochen werden. Die Gründe dafür sind in der hohen Zahl von Virusträgern in der einheimischen Bevölkerung zu sehen. Durch die Gefahr des Blut- und Körperflüssigkeitkontaktes sowie der hohen Verletzungsgefahr an kontaminierten Gegenständen ist naturgemäß von einem besonders hohen Infektionsrisiko auszugehen. Zusätzlich spielen noch die in der Regel schwierigen Arbeitsbedingungen, die in keiner Weise dem hiesigen Hygiene- und Arbeitsschutzstandard entsprechen, eine Rolle.
Ein Beleg für das hohe Risiko eines Entwicklungshelfers im medizinischen Bereich geben französische Zahlen. Während eines 18- bis 30monatigen Aufent-

haltes in einem Entwicklungsland kam es bei 10 % der Freiwilligen im Gesundheitsdienst zu einer symptomatischen Hepatitis-B-Infektion [47].

4.3.2 Militärangehörige im Auslandseinsatz

Infektionsgefährdende Tätigkeiten und andere Risikofaktoren

- Lange Aufenthalte in Ländern mit oft hoher Erkrankungshäufigkeit
- Erste-Hilfe-Maßnahmen
- Oft schwierige hygienische Verhältnisse
- Erheblich erhöhtes Risiko beim Sanitätseinsatz in Ländern mit hoher Erkrankungshäufigkeit
- Risiko der Verwundung und feldmäßigen Behandlung in Ländern mit hoher Erkrankungshäufigkeit
- Konsequente Arbeitsschutzmaßnahmen oft nicht möglich

Die besondere Situation von Militärangehörigen im Auslandseinsatz birgt ein deutlich erhöhtes Hepatitis-B-Risiko. Häufig handelt es sich um Einsätze in Regionen mit einer hohen oder sogar extrem hohen Hepatitis-B-Durchseuchungsrate und damit einer hohen Zahl von Hepatitis-B-Virusträgern in der einheimischen Bevölkerung. Militäreinsätze, insbesondere im Rahmen von UN-Missionen, führen zwangsläufig zu einem engen Kontakt mit der einheimischen Bevölkerung. Der humanitäre Einsatz erfordert oft auch medizinische Hilfeleistungen oder zumindest die Notwendigkeit von Erste-Hilfe-Maßnahmen, bei denen die Wahrscheinlichkeit des Kontaktes mit Blut oder Körperflüssigkeiten hoch ist. Das hieraus entstehende Risiko erhöht sich selbstverständlich bei Angehörigen des Sanitätspersonals noch ganz erheblich. Hier gilt im übertragenen Sinne das bereits in Kapitel 4.3.1 Aufgeführte.
Die Gefahr einer Verletzung und Verwundung bei bewaffneten Auseinandersetzungen kommt als besonderer Risikofaktor für Angehörige des Militärs im Auslandseinsatz hinzu. Das Hepatitis-B-Infektionsrisiko wird hierbei durch die Notwendigkeit einer feldmäßigen Erstversorgung und Weiterbehandlung von Verwundungen gesteigert.

4.3.3 Andere Berufe mit Auslandstätigkeiten

Wie bereits zu Beginn dieses Kapitels gesagt, kann eine jeweils einzelne Risikobewertung für die zahlreichen Berufe mit Auslandstätigkeit nicht erfolgen. Hier sollen deshalb nur in einer kurzen Liste mögliche Berufe genannt werden, bei

Tab. 9: Berufe mit häufiger Auslandstätigkeit

* Montagearbeiter/Montagearbeiterinnen
* Mitarbeiter/Mitarbeiterinnen von Ölbohrfirmen
* Manager/Managerinnen mit Auslandsverwendung
* Botschaftsangehörige
* Mitarbeiter/Mitarbeiterinnen internationaler Kurierdienste
* Seeleute
* Fernfahrer/Fernfahrerinnen
* u.v.m.

denen aufgrund von längeren Auslandsaufenthalten das Risiko einer Hepatitis-B-Infektion erhöht sein dürfte. Bei der individuellen Bewertung sollte berücksichtigt werden, daß zwar die Art der Tätigkeit (Gesundheitswesen, Tätigkeiten mit hoher Verletzungsgefahr, Tätigkeiten mit häufigem Kontakt mit Blut oder Körperflüssigkeiten) das Hepatitis-B-Risiko erhöht, aber bereits der zwangsläufig enge Kontakt mit der einheimischen Bevölkerung in Gebieten mit hoher Durchseuchungsrate selbst ein nicht unwesentliches Risiko darstellt. Dabei sind nicht unbedingt sexuelle Kontakte alleine für die Infektionsgefahr entscheidend. Eine Untersuchung an männlichen verheirateten Angehörigen einer britischen Firma in Südostasien zeigte, daß bereits im zweiten Aufenthaltsjahr 9 % der Personen Hepatitis-B-Marker im Blut aufwiesen [47].

4.4 Personal der Reise- und Touristikbranche

Bezüglich des Hepatitis-B-Risikos tragen die hier einzeln behandelten Berufe oder Berufsgruppen mehrere entscheidende übereinstimmende Merkmale. Zum einen sind die Mitarbeiter dieser Berufsgruppe häufig in Ländern tätig, in denen eine hohe Hepatitis-B-Durchseuchung vorliegt, und kommen fast zwangsläufig in einen engen, persönlichen Kontakt mit der einheimischen Bevölkerung. Zum zweiten beinhalten diese Berufe eine besondere Fürsorgepflicht für Gruppen von anvertrauten Personen. Damit sind die Angehörigen von Berufen der Reise- und Touristikbranche überproportional häufig mit Erste-Hilfe-Maßnahmen, dem Versorgen kleinerer Verletzungen, der Betreuung von Kranken etc. beschäftigt. Diese Aufgaben erhöhen die Wahrscheinlichkeit eines Kontaktes mit Hepatitis-B-verseuchtem Blut oder Körperflüssigkeiten und damit das Infektionsrisiko. Auch das mit der Aufenthaltszeit steigende Risiko einer medizinischen Behandlung im Ausland darf in diesem Zusammenhang nicht übersehen werden.

4.4.1 Fliegendes Personal (Piloten/Pilotinnen, Stewards/Stewardessen)

Infektionsgefährdende Tätigkeiten und andere Risikofaktoren

- Erste-Hilfe-Maßnahmen
- Erstversorgung erkrankter Personen
- Kontakte mit Reisenden aus Ländern mit hoher Durchseuchungsrate
- Regelmäßige Aufenthalte in Ländern mit hoher Durchseuchungsrate

Die Gefahr einer Hepatitis-B-Infektion für das fliegende Personal von Fluglinien ergibt sich im wesentlichen aus zwei Situationen. Erstens aus dem Kontakt mit den Flugpassagieren und zweitens aus der Tatsache, daß sich gerade bei Langstreckenflügen die Flugzeugbesatzungen in ihrer Ruhephase oft für mehrere Tage im Ausland aufhalten.

Unter den häufig internationalen Gruppen der Fluggäste finden sich natürlich auch Angehörige von Nationalitäten mit einem hohen Hepatitis-B-Durchseuchungsgrad. Da insbesondere die Stewardessen sich intensiv um das Wohl auch kranker Patienten kümmern müssen, ist ein Kontakt mit Blut oder anderen Körperflüssigkeiten (z.B. Erbrochenem) von Fluggästen nicht immer zu vermeiden. So liegt auch in dieser beruflichen Tätigkeit das Risiko einer Hepatitis-B-Infektion. Über seine Höhe lassen sich nur schwer Aussagen machen.

Eine weitere ernstzunehmende Gefahr für eine Hepatitis-B-Infektion entsteht für das fliegende Personal aus der Tatsache, daß gerade nach Langstreckenflügen mehrtägige Ruhezeiten in Ländern mit z.T. extrem hohen Durchseuchungsgraden angeordnet werden. Dabei kann es zu engen Kontakten mit der einheimischen Bevölkerung kommen. Auch Sexualkontakte mit dem daraus resultierenden Infektionsrisiko müssen angenommen werden.

4.4.2 Personal von Reiseveranstaltern (Reisebegleiter/Reisebegleiterinnen, Reiseleiter/ Reiseleiterinnen, Animateure/Animateurinnen)

Infektionsgefährdende Tätigkeiten und andere Risikofaktoren

- Erste-Hilfe-Maßnahmen
- Erstversorgung erkrankter Personen
- Lange Aufenthalte in Ländern mit oft hoher Erkrankungshäufigkeit
- Steigendes Risiko einer medizinischen Behandlung bei Langzeitaufenthalten (Unfälle/Krankheiten) in Hochendemieländern

Das Personal von Reiseveranstaltern übernimmt eine besondere Fürsorgepflicht für wechselnde Gruppen von Touristen. Dabei sind die Angehörigen dieser Berufsgruppen in der Regel erste Anlaufstelle für Erste-Hilfe-Maßnahmen oder für die Betreuung erkrankter Touristen. So besteht überall die Möglichkeit des Kontaktes mit Blut und Körperflüssigkeiten und damit auch eine erhöhte Infektionsgefährdung gegenüber der Hepatitis B.
Gerade die Mitarbeiter von Reiseveranstaltern wie Animateure und Reiseleiter, die oft über viele Monate im Ausland arbeiten, tragen in Ländern mit einer hohen Hepatitis-B-Durchseuchungsrate durch den engen Kontakt mit der einheimischen Bevölkerung und auch durch mögliche Sexualkontakte ein zusätzliches, erhebliches Infektionsrisiko für die Hepatitis B.

4.4.3 Personal von Busunternehmen mit Fernreisen

Infektionsgefährdende Tätigkeiten und andere Risikofaktoren

- Erste-Hilfe-Maßnahmen
- Erstversorgung erkrankter Personen
- Lange Aufenthalte in Ländern mit oft hoher Erkrankungshäufigkeit
- Oft schwierige hygienische Verhältnisse
- Unfallgefahren im Straßenverkehr in Ländern mit oft hoher Erkrankungshäufigkeit

Wie bei den vorher beschriebenen Berufsgruppen sind auch Reisebegleiter oder Busfahrer die Ansprechpartner bei Erste-Hilfe-Maßnahmen oder bei sonstigen Hilfen im Krankheitsfall ihnen anvertrauter Reisender. Auch der Straßenverkehr in Ländern mit hoher Hepatitis-B-Durchseuchung birgt ein Risiko für eine Hepatitis-B-Erkrankung. Darüber hinaus kommt es gerade bei Busreisen zu einem engen Kontakt mit der einheimischen Bevölkerung, der sich ebenfalls in einem zusätzlichen Infektionsrisiko niederschlägt.

4.5 Ver- und Entsorgungsberufe/Reinigungsberufe

Die im folgenden abgehandelten Ver- und Entsorgungsberufe gehören zu einem wesentlichen Teil zu dem neuen Berufsbild des Ver- und Entsorgers. Diese neue Berufsbezeichnung mit ihren Fachrichtungen Abwasser, Wasserversorgung und Abfall umfaßt nahezu alle früher gebräuchlichen Namen wie Klärarbeiter, Klärwerker, Kanalarbeiter, Abwasserbehandler, Wasserwerker, Abfallbeseitiger, Müllarbeiter, Müllwerker etc. Zur Beschreibung der Hepatitis-B-Gefährdung wurden die alten Berufsbezeichungen beibehalten, da diese sich im wesentlichen an konkreten und relativ eng eingegrenzten Tätigkeitsmerkmalen orientierten und damit für eine Hepatitis-B-Risikobetrachtung aussagefähiger und in der Praxis besser anwendbar sind. Neben den reinen Ver- und Entsorgungsberufen werden in diesem Kapitel auch Wäscherei- und Reinigungsberufe behandelt. Für diese Berufsbilder ist zu beachten, daß die Hepatitis-B-Gefährdung je nach individuellem Einsatzbereich oder auch regional sehr unterschiedlich sein kann. Als Beispiel sei hier das im Vergleich erhebliche Infektionsrisiko für Mitarbeiter von Reinigungsfirmen, die in Krankenhäusern tätig sind, gegenüber dem niedrigen Risiko von Reinigungskräften in Privathaushalten genannt.

4.5.1 *Kanalreiniger/Kanalreinigerinnen, Kanalarbeiter/Kanalarbeiterinnen*

Infektionsgefährdende Tätigkeiten und andere Risikofaktoren

* Kontakt mit potentiell verseuchtem Abwasser
* Kontakt mit kontaminierten Gegenständen und Materialien
* Hohe Verletzungsgefahr, insbesondere an den Händen
* Selten konsequent eingehaltene Arbeitsschutzmaßnahmen

Es muß davon ausgegangen werden, daß im Abwasser neben den Erregern zahlreicher anderer Erkrankungen auch Hepatitis-B-Viren vorkommen. Aufgrund der hohen Stabilität und Infektiosität des Virus muß daher der Kontakt mit Abwasser, insbesondere auf ungeschützte oder verletzte Haut, als ein wesentliches Infektionsrisiko für die Hepatitis B gewertet werden. Die Gruppe der Kanalreiniger/-arbeiter stellt dabei die Berufsgruppe dar, die sicher den intensivsten und häufigsten Kontakt mit Abwässern hat. Gleichzeitig besteht bei dieser manuellen Tätigkeit unter häufig räumlicher Enge und schlechten Sichtverhältnissen eine hohe Verletzungsgefahr, insbesondere an den Händen. Diese Faktoren lassen die Kanalreiniger/-arbeiter zu einer Hochrisikogruppe für eine Hepatitis-B-Infektion werden, die mit den Beschäftigten des Gesundheitswesens durchaus vergleichbar ist.

Gerade in Großstädten wird von Kanalreinigern/-arbeitern immer wieder von potentiell kontaminierten Gegenständen berichtet, die in die Abwässerkanäle gelangen. An erster Stelle werden dabei Monatsbinden und Tampons genannt, aber auch benutzte Spritzen und andere, eine besondere Verletzungsgefahr darstellende Gegenstände werden gefunden.

Ein weiterer Risikofaktor dürfte noch die Tatsache sein, daß in der Gruppe der Kanalreiniger/-arbeiter das Bewußtsein für Arbeitschutzmaßnahmen nicht sehr ausgeprägt ist. Häufig werden gar keine oder untaugliche, feuchtigkeitsdurchlässige Schutzhandschuhe getragen.

Eine ganz wesentliche Aussage über das hohe Infektionsrisiko von Kanalreinigern/-arbeitern konnte von CHRISKE 1990 gemacht werden, der insgesamt 93 Kölner Kanalarbeiter untersuchte. Dabei handelte es sich ausschließlich um deutsche Arbeitnehmer, um eine Vergleichbarkeit der Hepatitis-B-Durchseuchung mit der deutschen Normalbevölkerung zu ermöglichen. Bei 24 der 93 Kanalreiniger/-arbeiter, also etwa bei 26 %, konnten Hepatitis-B-Marker gefunden werden. Damit liegt die Durchseuchungsrate vier- bis fünfmal über der der Normalbevölkerung. Besonders auffällig war die Tatsache, daß bereits in der Altersgruppe der 21- bis 30jährigen Kanalreiniger/-arbeiter 14,3 % Hepatitis-B-Marker trugen. Da diese Zahlen über den Durchschnittszahlen der Hepatitis-B-Durchseuchung bei Mitarbeitern des Gesundheitswesens lagen, zog CHRISKE zum damaligen Zeitpunkt den Schluß, daß die Hepatitis B für Kanalreiniger/-arbeiter als Berufserkrankung anerkannt werden sollte [46].

Inzwischen zeigte sich jedoch, daß die Hepatitis-B-Prävalenz deutliche regionale Unterschiede aufweist. So zeigten sich z.B. bei Kanalreinigern/-arbeitern in mittleren Großstädten niedrigere Durchseuchungsraten.

4.5.2 *Klärwerksarbeiter/Klärwerksarbeiterinnen*

> Infektionsgefährdende Tätigkeiten und andere Risikofaktoren
>
> - Kontakt mit potentiell verseuchtem Abwasser und Klärschlamm
> - Verletzungsgefahr, insbesondere an den Händen
> - Selten konsequent eingehaltene Arbeitsschutzmaßnahmen

Grundlage des Infektionsrisikos der Klärwerksarbeiter ist die potentielle Verseuchung von Abwässern und Klärschlämmen mit Hepatitis-B-Viren. Zwar ist die Häufigkeit und Intensität des Umgangs mit Abwasser- und Klärschlamm bei den Klärwerksarbeitern deutlich geringer als bei Kanalreinigern/-arbeitern, trotzdem trägt auch diese Berufsgruppe das Risiko einer Hepatitis-B-Infektion. Auch für Klärwerker besteht die Möglichkeit der Verletzung bei Wartungs- und Instandhaltungstätigkeiten mit Kontakt zu potentiell infektiösem Material.

Bei der 1990 von CHRISKE vorgestellten Untersuchung wurden 84 deutsche Klärwerksarbeiter/innen aus Köln untersucht. Ausländische Mitarbeiter wurden wegen der besseren Vergleichbarkeit der Durchseuchungsraten mit der deutschen Normalbevölkerung nicht in die Studie miteinbezogen. 11 der 84 Klärwerksarbeiter hatten Serummarker für Hepatitis B. Das entspricht einem Anteil von 13 % an dem untersuchten Kollektiv. Damit liegt die Durchseuchungsrate bei Klärwerksarbeitern zwar deutlich unter der für Kanalreiniger/-arbeiter, ist aber dennoch gegenüber der Durchschnittsbevölkerung der Bundesrepublik um mehr als das Doppelte erhöht [46].

Klärwerksarbeiter dürften damit zumindest potentiell ein Hepatitis-B-Infektionsrisiko tragen, das mit einzelnen Berufsgruppen im Gesundheitswesen durchaus vergleichbar ist. Inwieweit es regional Unterschiede bei der Gefährdung von Klärwerksarbeitern gibt, wie sie für Kanalreiniger/-arbeiter diskutiert werden müssen, kann noch nicht gesagt werden.

4.5.3 *Deponiearbeiter/Deponiearbeiterinnen, Arbeiter/Arbeiterinnen in Kompostier- und Abfallsortieranlagen*

Infektionsgefährdende Tätigkeiten und andere Risikofaktoren

- Laufender Kontakt mit potentiell kontaminierten Müllbestandteilen (z.B. Praxisabfälle, gebrauchte Hygieneartikel)
- Hohe Verletzungsgefahr an den Händen (besonders bei Sortierarbeiten)
- Selten konsequent eingehaltene Arbeitsschutzmaßnahmen

Hausmüll enthält Materialien, bei denen die Gefahr einer Kontamination mit Blut, Blutbestandteilen und anderen Körperflüssigkeiten besteht. Es soll hier nur erwähnt werden, daß z.B. Praxisabfälle niedergelassener Ärzte in der Regel im normalen Hausmüll deponiert werden und daß diese Abfälle nur selten gekennzeichnet sind. Weiter finden sich im Hausmüll z.T. erheblich blutkontaminierte Materialien wie Monatsbinden, Tampons, Einmalhandschuhe oder andere Einwegartikel, aber auch schneidende und stechende Gegenstände wie z.B. Rasierklingen. Diese Aufzählung kann nur unvollständig sein. Abschließend muß natürlich noch darauf hingewiesen werden, daß selbstverständlich auch Hochrisikogruppen wie Drogenabhängige z.B. ihre Einmalspritzen mit dem Hausmüll entsorgen. Im Umkreis von Treffpunkten Drogenabhängiger und von Drogenberatungsstellen finden sich solche benutzten Einmalspritzen regelmäßig in den Mülltonnen der umliegenden Häuser. Diese Entwicklung wurde noch durch die selbstverständlich sinnvolle Ausgabe von Einmalspritzen an Drogenabhängige durch die Drogenberatungsstellen verstärkt.

Es ist daher anzunehmen, daß Deponiearbeiter, die in ständigem Kontakt mit dem genannten Müll stehen, ähnlich wie die Kanalreiniger/-arbeiter einer erheblichen Hepatitis-B-Gefährdung unterliegen. Diese Gefährdung dürfte bei Arbeitern in Abfallsortieranlagen durch die notwendige manuelle Tätigkeit noch erheblich stärker sein. Auch ist die allgemeine Verletzungsgefahr bei dieser Arbeitnehmergruppe sehr hoch, so daß man von einem regelmäßigen Kontakt mit potentiell infektiösen Material auch im Bereich verletzter Hautstellen ausgehen muß. Schließlich bergen viele der kontaminierten Gegenstände, insbesondere Spritzen, Rasierklingen etc., in sich selbst noch ein massives Verletzungsrisiko. Gleichzeitig ist die Aufmerksamkeit gerade bei Sortierarbeiten durch die Monotonie der Tätigkeit bei gleichzeitigem Zeitdruck (Fließband) nicht aufrechtzuerhalten.

Leider muß auch in der Gruppe der Deponiearbeiter sowie der Arbeiter ·in Kompostier- und Abfallsortieranlagen davon ausgegangen werden, daß Arbeitsschutzmaßnahmen nur selten eingehalten werden. So werden bei Sortierarbeiten häufig Handschuhe von völlig unzureichender Durchstichsicherheit getragen. Wissenschaftliche Arbeiten für diese Berufsgruppe liegen meines Wissens nach noch nicht vor, wären aber mehr als wünschenswert.

4.5.4 *Müllwerker/Müllwerkerinnen und Städtereiniger/Städtereinigerinnen*

Infektionsgefährdende Tätigkeiten und andere Risikofaktoren

* Kontakt mit potentiell kontaminierten Müllbestandteilen (z.B. Praxisabfälle, gebrauchte Hygieneartikel)
* Hohe Verletzungsgefahr an den Händen (besonders bei Sortierarbeiten)
* Selten konsequent eingehaltene Arbeitsschutzmaßnahmen
* Unterschiedliche Risikoprofile je nach Art und Ort des Einsatzes, hohes Risiko im Bereich der Treffpunkte von Drogenabhängigen

Müllwerker und Städtereiniger haben ebenfalls Kontakt zu potentiell kontaminierten Müllbestandteilen. Allerdings muß bei diesen Berufsgruppen bezüglich des Hepatitis-B-Risikos stark differenziert werden. So beschränkt sich der Kontakt mit Müll und Müllbestandteilen z.B. bei den Fahrern von Müllfahrzeugen fast ausschließlich auf die Beteiligung an der Reinigung dieser Fahrzeuge. Auch die Entleerung der üblichen Plastikmülltonnen birgt nur ein relativ geringes Risiko für einen Kontakt mit kontaminiertem Material. Allerdings hat sich die Situation mit der verstärkten Einführung von Müllsäcken und -beuteln verändert. Schneidende und stechende Gegenstände können beim Fassen dieser Beutel zu Verletzungen führen, wie sie auch bei Reinigungskräften in Krankenhäusern häufiger vorkommen. Dies gilt insbesondere dann, wenn sich Praxisabfälle in Müllbeuteln befinden und Kanülen, Skalpelle etc. nicht vorschriftsmäßig in durchstichsicheren Behältnissen entsorgt werden. Ein weiteres Risiko für Müllwerker kann auch in der Umgebung der Treffpunkte von Risikogruppen, wie z.B. Drogenabhängigen, entstehen. Hier muß auch für Müllwerker mit einem nicht unerheblichen Risiko der Hepatitis-B-Infektion gerechnet werden.

Für die Berufsgruppe der Städtereiniger gilt ebenfalls, daß der Kontakt mit potentiell infektiösem Material sehr stark mit der Art der Tätigkeit und dem Tätigkeitsort variiert. So kann es durchaus Fahrer von Reinigungsfahrzeugen geben, die nur selten Kontakt zu potentiell kontaminiertem Material haben. Auf der anderen Seite dürften die Mitarbeiter der Städtereinigung, die öffentliche Mülltonnen z.B. in Parkanlagen leeren, die stark von Drogenabhängigen frequentiert werden, einer massiven Gefährdung unterliegen. Wissenschaftliche Arbeiten für diese Berufsgruppe liegen meines Wissens nach nicht vor, wären aber dringend erforderlich.

4.5.5 Personal von Wäschereien

> **Infektionsgefährdende Tätigkeiten und andere Risikofaktoren**
>
> - Kontakt mit kontaminierter Wäsche
> - Kontakt und Verletzungsgefahr durch kontaminierte Gegenstände in der Wäsche (Gesundheitsdienst und Gemeinschaftseinrichtungen)
> - Sehr unterschiedliche Risikoprofile je nach Art und Ort des Einsatzes, hohes Risiko z.B. im Bereich des Gesundheitsdienstes
> - Selten konsequent eingehaltene Arbeitsschutzmaßnahmen

Das Infektionsrisiko für Wäschereipersonal liegt in erster Linie im Kontakt mit unreiner Wäsche, die mit Blut oder anderen Körperflüssigkeiten kontaminiert ist. In der Regel kann dieses Risiko für den Bereich der öffentlichen Reinigungs- und Wäschereibetriebe als gering angesehen werden.

Anders stellt sich die Situation in Wäschereien von Gemeinschaftseinrichtungen oder insbesondere von Einrichtungen des Gesundheitswesens dar. Das Wäschereipersonal wird hier z.T. häufig mit erheblich durch Blut oder Körperflüssigkeiten verunreinigter Wäsche konfrontiert. Insbesondere bei den Tätigkeiten wie Sortieren der Wäsche, Vorbehandeln von Wäschestücken oder Beschicken der Waschautomaten ist ein Umgang mit dieser Wäsche unvermeidlich. Nicht konsequent durchgeführte Schutzmaßnahmen sowie bei Wäschereipersonal häufige Hauterkrankungen an den Händen erhöhen das bestehende Hepatitis-B-Infektionsrisiko.

In der Untersuchung von Hepatitis-B-Durchseuchungsraten bei Mitarbeitern einzelner medizinischer Fachbereiche zeigte sich dann auch, daß von 407 Mitarbeitern in Krankenhauswäschereien immerhin 42 Hepatitis-B-Marker aufwiesen. Der Anteil von 10,3 % liegt also noch deutlich über dem Durchseuchungsgrad der Allgemeinbevölkerung und unterscheidet sich z.B. nur unwesentlich von dem der Mitarbeiter klinischer Abteilungen wie der Kinderheilkunde mit 9,8 %.

Zwar können Mitarbeiter von Wäschereien nicht generell als eine Hochrisikogruppe für eine Hepatitis-B-Gefährdung bezeichnet werden, aber es besteht ein deutlich höheres Risiko für Mitarbeiter von Wäschereien medizinischer Einrichtungen. Dieses gilt selbstverständlich auch für Wäschereien, die zwar nicht zu den medizinischen Einrichtungen gehören, aber in deren Auftrag die Wäsche bearbeiten.

Bei Wäschereien anderer Gemeinschaftseinrichtungen muß das Hepatitis-B-Risiko für die Mitarbeiter je nach Art der jeweiligen Einrichtung bewertet werden. Hier dürften insbesondere Wäschereien, die für Alten-, Kranken- und Pflegeheime sowie für Behindertenheime tätig sind, für ihre Mitarbeiter ein erhöhtes Infektionsrisiko bergen [24].

4.5.6 Reinigungspersonal

Infektionsgefährdende Tätigkeiten und andere Risikofaktoren

- Kontakt mit kontaminierten Gegenständen und Materialien (Gesundheitsdienst)
- Kontakt und Verletzungsgefahr durch kontaminierte Gegenstände in Mülleimern etc. (Gesundheitsdienst und Gemeinschaftseinrichtungen)
- Sehr unterschiedliche Risikoprofile je nach Art und Ort des Einsatzes, hohes Risiko z.B. im Bereich des Gesundheitsdienstes, auch in Gemeinschaftseinrichtungen
- Selten konsequent eingehaltene Arbeitsschutzmaßnahmen

Das Risiko von Reinigungspersonal hängt im wesentlichen von dem Tätigkeitsort ab.

Für Reinigungspersonal in Einrichtungen des Gesundheitswesens besteht eine große Wahrscheinlichkeit für häufigen Kontakt mit Material, das mit Blut oder anderen Körperflüssigkeiten kontaminiert und somit potentiell infektiös ist. Daneben gibt es selbstverständlich gerade im Gesundheitswesen ein hohes Risiko für Verletzungen an blutkontaminierten Gegenständen wie Spritzen, Skalpellen etc. Der Grad der Infektionsgefährdung des Reinigungspersonals variiert aber innerhalb der Einrichtungen des Gesundheitswesens. So muß z.B. bei Reinigungspersonal in Laboratorien, Operations-, Dialyse- und Intensiveinheiten etc. davon ausgegangen werden, daß das Infektionsrisiko durchaus dem der anderen dort tätigen Personen entspricht oder dieses sogar übertrifft. Aber auch für Reinigungspersonal in anderen Bereichen medizinischer Einrichtungen besteht grundsätzlich ein Hepatitis-B-Infektionsrisiko. HOFMANN fand in einer Untersuchung von Reinigungskräften am Universitätsklinikum Freiburg eine durchschnittliche Hepatitis-B-Durchseuchung von über 20 % [25]. Dabei ist es für die Frage des Infektionsrisikos unerheblich, ob das Reinigungspersonal zu der jeweiligen Einrichtung selbst gehört, oder ob es sich um Personal von Fremdfirmen handelt, das Reinigungsaufgaben in der medizinischen Einrichtung wahrnimmt.

Ein erhöhtes Risiko muß auch für das Reinigungspersonal bestimmter anderer Gemeinschaftseinrichtungen angenommen werden, in denen für das übrige Personal ebenfalls die Gefahr einer Hepatitis-B-Infektion besteht. Dies gilt z. B. für Altenpflege- oder Behindertenheime.

Gesondert sei hier vielleicht noch das mögliche Risiko von Reinigungstätigkeiten in Asylanten- oder Aussiedlerheimen erwähnt. In diesen Einrichtungen leben häufig Menschen aus Ländern mit einer erheblichen Durchseuchungsrate und also auch mit einem hohen Anteil von Hepatitis-B-Virusträgern. Damit muß auch hier das Risiko einer Hepatitis-B-Infektion für Reinigungskräfte hoch eingeschätzt werden. Gleichermaßen dürften Reinigungskräfte in Justizvollzugsanstalten mit höherem Risiko behaftet sein. Das gilt auch für Obdachlosenunterkünfte und andere Institutionen, in denen sich gehäuft Drogenabhängige treffen.

4.6 Friseur-, Kosmetik- und Körperpflegeberufe

Den Friseur-, Kosmetik- und Körperpflegeberufen ist gemeinsam, daß bei den Verrichtungen am Kunden schneidende und stechende Werkzeuge verwendet werden. Dabei ist eine Verletzung des Kunden nicht auszuschließen. Aufgrund des so entstehenden Blutkontaktes besteht für die Angehörigen dieser Berufsgruppen das Risiko einer Hepatitis-B-Infektion. In den genannten Berufsgruppen ist es zudem noch weitgehend unüblich, Schutzhandschuhe zu tragen (mit Ausnahme bei der Verwendung von Dauerwellenflüssigkeiten in Friseursalons).

Der Grad des Risikos in den Friseur-, Kosmetik- und Körperpflegeberufen ist im wesentlichen von dem Ort der Tätigkeit abhängig. Als besonders gefährdet müssen alle Angehörigen dieser Berufsgruppen gelten, die einen beruflichen Kontakt mit Hepatitis-B-Risikokollektiven haben.

4.6.1 Friseure/Friseurinnen

Infektionsgefährdende Tätigkeiten und andere Risikofaktoren

- Sehr unterschiedliche Risikoprofile je nach Art und Ort des Einsatzes, erhöhtes Risiko, z.B. im Bereich des Gesundheitsdienstes, vermutlich auch in Gemeinschaftseinrichtungen
- Bei bestimmten Tätigkeiten Verletzungsgefahr mit der Möglichkeit von Blutkontakt (Naßrasur)
- Häufig Hauterkrankungen der Hände mit Mikroverletzungen und herabgesetzter Schutzfunktion
- Selten konsequent eingehaltene Arbeitsschutzmaßnahmen

Das höchste Verletzungsrisiko sowohl für den Kunden als auch für den Friseur selbst ergibt sich bei der Naßrasur. Weitere Möglichkeiten zur Verletzung des Kunden ergeben sich beim Haarschnitt, dem Ausrasieren von Nackenhaaren etc. Solche Verletzungen sind zwar in der Regel selten, aber in die Risikobeurteilung muß einbezogen werden, daß Friseure bei ihrer Tätigkeit, außer beim Umgang mit chemischen Stoffen (Dauerwellenflüssigkeit), in der Regel keine Schutzhandschuhe tragen und daß der Anteil der Mitarbeiter mit z.T. schweren Hauterkrankungen der Hände aufgrund der beruflichen Expositionen sehr hoch ist. Diese Hauterkrankungen gehen häufig mit erheblichen Hautdefekten einher.

Das Risiko der Friseure ist wesentlich vom Tätigkeitsort und von der Zusammensetzung der Kundschaft abhängig. Während die Gefahr einer Hepatitis-B-Infektion in einem ländlichen Frisiersalon sicher eher als niedrig einzustufen ist, muß sie dagegen für einen Friseur, der z.B. in einem Krankenhaus tätig ist oder vermehrt Risikogruppen zu seinen Kunden zählt, als hoch angesehen werden.

4.6.2 *Kosmetiker/Kosmetikerinnen, Hand- und Fußpfleger/Hand- und Fußpflegerinnen*

> **Infektionsgefährdende Tätigkeiten und andere Risikofaktoren**
>
> - Sehr unterschiedliche Risikoprofile je nach Art und Ort des Einsatzes, erhöhtes Risiko z.B. im Bereich des Gesundheitsdienstes und vermutlich auch in Gemeinschaftseinrichtungen
> - Bei bestimmten Tätigkeiten Verletzungsgefahr mit der Möglichkeit von Blutkontakt (Fußpflege)
> - Selten konsequent eingehaltene Arbeitsschutzmaßnahmen

Für den Kosmetiker sowie den Hand- und Fußpfleger gilt übertragen das gleiche wie für den Friseur. Sowohl der Kunde als auch der Kosmetiker bzw. der Hand- und Fußpfleger können beim Hantieren mit scharfen Gegenständen, z.B. bei der Maniküre und Pediküre, dem Entfernen von Komedonen etc. verletzt werden. Bei Kosmetikern/Hand- und Fußpflegern ist das Tragen von Schutzhandschuhen leider nicht obligatorisch. Allerdings treten Hauterkrankungen in diesen Berufsgruppen seltener auf als im Friseurhandwerk.

Entscheidend für die Höhe des Risikos einer Hepatitis-B-Infektion für Hand- und Fußpfleger und Kosmetiker ist wie bei den Berufen des Friseurhandwerkes der Ort der Tätigkeit und die Zusammensetzung der Kundschaft. Auch hier muß ein höheres Risiko bei regelmäßiger Betreuung von Patienten im Gesundheitswesen sowie von Risikogruppen angenommen werden.

4.7   Installations- und Klempnerberufe

4.7.1   Klempner/Klempnerinnen und Installateure/Installateurinnen

> Infektionsgefährdende Tätigkeiten und andere Risikofaktoren
>
> - Kontakt mit potentiell verseuchtem Abwasser
> - Kontakt mit kontaminierten Gegenständen und Materialien (Rohr-verstopfungen durch Hygieneartikel)
> - Verletzungsgefahr, insbesondere an den Händen
> - Selten konsequent eingehaltene Arbeitsschutzmaßnahmen
> - Sehr unterschiedliche Risikoprofile je nach Art und Ort des Einsatzes, erhöhtes Risiko vermutlich im Bereich des Gesundheitsdienstes wie auch in Gemeinschaftseinrichtungen

Häufig kommt der Klempner bzw. der Installateur bei seiner Tätigkeit mit Abwasser in Kontakt. Wie schon im Kapitel 4.5.1 erläutert, ist Abwasser mit zahlreichen Krankheitserregern belastet. Einer dieser Krankheitserreger kann auch der Hepatitis-B-Virus sein.

Besonders risikoreich sind Tätigkeiten, bei denen der Klempner oder der Installateur direkt mit blutkontaminierten Materialien in Berührung kommt. Hier sei nur die in der Vorstellung sicher unappetitliche, aber häufige Situation genannt, daß Klempner und Installateure Rohrverstopfungen beseitigen müssen, die durch Damenbinden oder Tampons entstanden sind.

Das Infektionsrisiko für diese Berufsgruppe wird sicher durch den hohen Anteil manueller Tätigkeiten mit einer nicht unerheblichen Gefahr von Verletzungen an den Händen verstärkt, über die dann der Erreger der Hepatitis B in die Blutbahn eindringen kann. Weiter erhöht wird es durch oft nur sehr unvollständig eingehaltene Arbeitsschutz- und Hygienemaßnahmen wie das regelmäßige Tragen von nässeundurchlässigen Handschuhen etc.

Das Risiko für Angehörige der Berufsgruppe Klempner und Installateure erhöht sich, wenn sie häufig oder überwiegend in Institutionen des Gesundheitswesens oder anderen Risikobereichen arbeiten. Hier seien Altenheime, Heime für Behinderte und Asylantenheime mit einem hohen Anteil Hepatitis-B-durchseuchter Bewohner sowie Einrichtungen, in denen Drogenabhängige betreut werden, genannt. Hier ist davon auszugehen, daß für einen dort tätigen Klempner oder Installateur sowohl die Kontakthäufigkeit mit Blut oder Körperflüssigkeiten als auch das Kontaktrisiko mit Hepatitis-B-verseuchtem Blut höher ist. Weiter kommt noch die Möglichkeit der Verletzung an blutkontaminierten Gegenständen wie Spritzen hinzu.

Über den Durchseuchungsgrad bei Klempnern oder Installateuren gibt es bisher keine Aussagen. Aufgrund der Übertragungsrisiken muß jedoch davon ausgegangen werden, daß das Risiko einer Hepatitis-B-Infektion bei diesen Berufsgruppen höher ist als das der Durchschnittsbevölkerung. Weiter muß angenommen werden, daß bei Tätigkeiten in Hochrisikobereichen wie dem Gesundheitswesen das Infektionsrisiko noch erheblich ansteigt.

4.8 Sonstige gefährdete Berufsgruppen

Neben den in diesem Buch bezüglich ihres Hepatitis-B-Risikos einzeln aufgeführten Berufsgruppen gibt es sicherlich noch viele andere Tätigkeiten mit einem individuell erhöhten Hepatitis-B-Risiko. Eine Aufstellung der wesentlichen beruflichen Risikofaktoren für eine Hepatitis-B-Infektion soll deshalb einzelnen Arbeitnehmern die Bewertung des eigenen beruflichen Hepatitis-B-Risikos erleichtern.

Allgemeine berufliche Risikofaktoren für eine Hepatitis-B-Infektion

- Kontakt mit Blut oder anderen Körperflüssigkeiten

- Kontakt mit potentiell kontaminierten Materialien

- Verletzungsgefahr in Verbindung mit exponierten Tätigkeiten

- Längere oder häufige Aufenthalte in Ländern mit hoher Durchseuchungsrate

- Grundsätzlich alle medizinischen Tätigkeiten

- Wahrscheinlichkeit von notwendigen Erste-Hilfe-Maßnahmen

- Kontakte (auch indirekte) mit Hochrisikogruppen

Besonders hingewiesen werden sollte an dieser Stelle auf das oft deutlich erhöhte Risiko für Angehörige von Sozialberufen wie Sozialarbeiter, Drogenberater etc. Viele Angehörige dieser Berufsgruppen haben einen engen Kontakt zu Personen aus Hepatitis-B-Hochrisikogruppen wie z.B. Drogenabhängigen. Aufgrund ihrer Funktion kommen sie immer wieder in die Situation, medizinische Hilfe leisten zu müssen, oder sie werden auch in tätliche Auseinandersetzungen verwickelt. Diese Konstellation ergibt ein insgesamt deutlich erhöhtes Hepatitis-B-Infektionsrisiko. Es muß aber auch an das Hepatitis-B-Infektionsrisiko für Angehörige anderer Berufe gedacht werden. So kann ein Stadtgärtner, dessen Tätigkeit man zunächst in bezug auf eine Hepatitis-B-Infektion als eher ungefährlich ansehen würde, tatsächlich ein erhebliches Infektionsrisiko tragen, wenn er z.B. mit der Pflege von Garten- oder Parkanlagen betraut ist, die als Treffpunkte von Drogenabhängigen dienen. Damit steht dieser Stadtgärtner in der ständigen Gefahr, sich an einer mit Blut kontaminierten Spritze zu verletzen, die in solchen Anlagen häufig zu finden ist. Gerade in Großstädten sollte deshalb auf diese oder ähnliche Gefährdungen geachtet werden.

5. Infektionsgefahren in der Umwelt

Während in der Bundesrepublik über berufliche Infektionsrisiken zumindest für das Gesundheitswesen genügend Zahlenmaterial vorliegt, sind die Angaben zum Risiko außerberuflicher Hepatitis-B-Infektionen nur unzureichend. Obwohl Hepatitis B zu den meldepflichtigen Infektionskrankheiten in der Bundesrepublik Deutschland zählt, gehen alle Experten davon aus, daß nur etwa 25 % der Neuinfektionen gemeldet werden. Bei zwischen 6000 und 8000 gemeldeten Fällen bedeutet das eine jährliche Zahl der Neuinfektionen von etwa 20000 bis 30000. Angesichts dieser Problematik konnte z.B. LANGE vom damals noch bestehenden Bundesgesundheitsamt nur von den in bestimmten Risikogruppen bekannten Durchseuchungsraten auf das Risiko einer Hepatitis-B-Infektion schließen. Er nannte dabei als herausragende Risikogruppen die Drogenabhängigen mit einer Durchseuchungsrate von über 80 %, die Gefängnisinsassen mit bis zu 72 %, die Hämodialysepatienten mit 60 % sowie die Empfänger von Koagulationsfaktorpräparaten und die Neugeborenen von Müttern, die Träger des Hepatitis-B-Virus sind [3, 20].

Dagegen gibt es aus den Vereinigten Staaten umfangreicheres Zahlenmaterial über Hepatitis-B-Fälle und assoziierte Risikofaktoren. Hier stehen heterosexuelle Kontakte mit 41 % deutlich an der Spitze der Risikofaktoren, gefolgt von homosexuellen Kontakten mit 14 % und intravenöse Drogenabhängigkeit mit 12 %. Von Bedeutung sind noch die engen familiären Kontakte mit 4 %.

Interessant ist, daß bei dieser Statistik die medizinischen Berufe, die in der Bundesrepublik immerhin eine Durchseuchung von 15-26 % aufweisen, mit nur 2 % als assoziierte Risikofaktoren für Hepatitis-B-Fälle vertreten sind. Allerdings können zu immerhin 26 % der Hepatitis-B-Fälle keine assoziierten Risikofaktoren genannt werden.In dieser Gruppe dürften eine ganze Reihe der nicht erkannten beruflichen Risikofaktoren verborgen sein. Es wird aber auch deutlich, daß die Hepatitis-B-Infektion nicht allein auf Hochrisikogruppen beschränkt ist. Diese Tatsache wurde auch von einer australischen Studie bestätigt, die für 17 % der Hepatitis-B-infizierten Männer und sogar 43 % der infizierten Frauen keine nachweisbaren Risikofaktoren vorlegen konnte [24, 25, 49, 50].

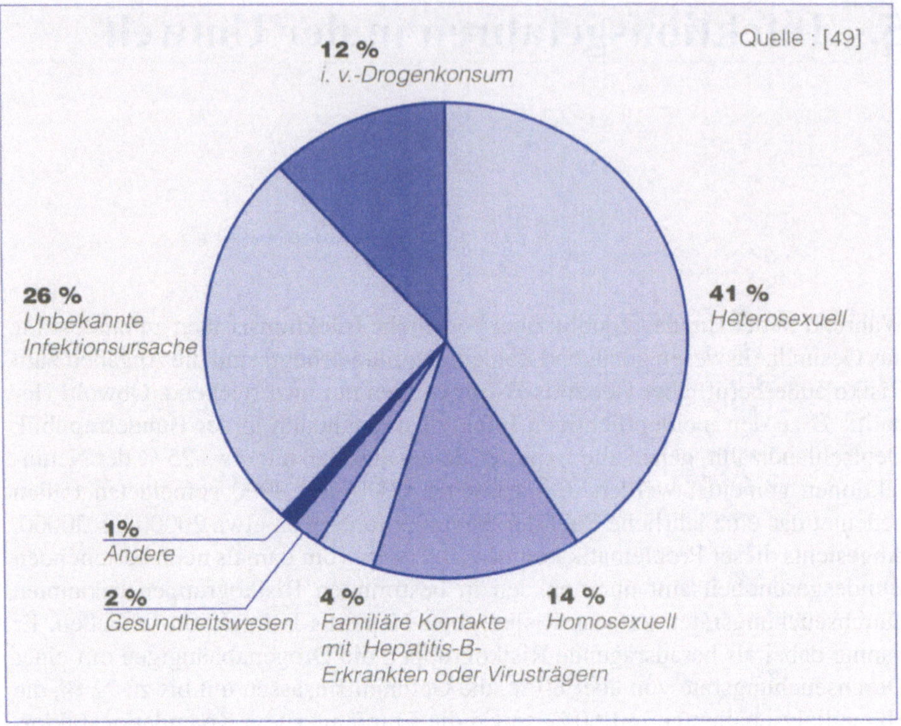

Abb. 7:   Hepatitis-B-Fälle und assoziierte Risikofaktoren in den USA

Diese Erkenntnisse müssen sicher in alle Überlegungen zu Impf- und Präventionsstrategien Eingang finden, insbesondere bei der Frage, ob eine Impfprävention lediglich bei Hochrisikogruppen sinnvoll ist.

5.1   Intimkontakte

Die Hepatitis B gehört zu den am häufigsten sexuell übertragenen Infektionskrankheiten in der Welt. Mehr als zwei Millionen Menschen infizieren sich daran jährlich auf sexuellem Wege. Damit liegt sie in der Rate der Neuinfektionen noch vor dem HIV-Virus. Besondere Bedeutung hat die sexuelle Übertragung in den Industrieländern. Dort ist sie der weitaus häufigste Infektionsweg, während in den Entwicklungsländern mit hohem Durchseuchungsgrad die Mutter-Kind-Infektion oder die Infektion über Sozialkontakte überwiegt [51, 52, 53].

Tab. 10: Jährliche Inzidenz sexuell übertragbarer Infektionen (weltweit)

Weicher Schanker	2,0 Millionen
Chlamydien	50,0 Millionen
Gonorrhoe	25,0 Millionen
Syphilis	3,5 Millionen
Hepatitis-B-Virus (HBV)	2,0 Millionen
Herpes simplex-Virus (HSV)	20,0 Millionen
Humanes Immundefizienzvirus (HIV)	1,6-1,7 Millionen
Humanes Papilloma-Virus (HPV)	30,0 Millionen
Trichomoniasis	120,0 Millionen

Quelle: World Health Organisation Features, Dezember 1990, Nr. 152, Genf, Schweiz

Die Höhe des individuellen Risikos ist dabei abhängig von der Art der bevorzugten Sexualpraktiken, der Anzahl wechselnder Sexualpartner und der Frage, ob der oder die Sexualpartner Hepatitis-B-Virusträger sind oder aus einer Hochrisikogruppe kommen. Auf diese Risikofaktoren hin sollen drei Bereiche sexueller Kontakte beleuchtet werden: der heterosexuelle Kontakt, der homosexuelle Kontakt und die Prostitution.

5.1.1 Der hetereosexuelle Kontakt

Der heterosexuelle Kontakt ist der bedeutendste Infektionsweg der Hepatitis B in den Industrieländern. Auch beim hetereosexuellen Kontakt kann es durch engen Schleimhautkontakt zu einer Hepatitis-B-Übertragung kommen. So befindet sich das Hepatitis-B-Virus in der Samenflüssigkeit von männlichen Virusträgern. Aber auch im Vaginalschleim der Frauen mit Trägerstatus konnte in den ersten sechs Tagen ihres Menstruationszyklus der Hepatitis-B-Virus nachgewiesen werden. Eine Infektion ist damit sowohl bei oralem als auch bei genitalem Verkehr möglich [51, 52, 53, 54].
Die ständigen Sexualpartner von Hepatitis-B-Positiven tragen ein Infektionsrisiko von bis zu 30 %. In einer japanischen Untersuchung wurden sogar bei 44,2 % der Ehepartner von HBsAg-Trägern Hepatitis-B-Marker als Zeichen einer Infektion nachgewiesen. Daß der heterosexuelle Kontakt auch im Rahmen fester Partnerbeziehungen einen wesentlichen Anteil an der Hepatitis-B-Übertragung hat, zeigt ferner eine griechische Studie, bei der 350 Erwachsene mit akuter Hepatitis-B-Infektion auf eine mögliche Infektionsquelle hin untersucht wurden. Dabei konnten in 25 % der Fälle die Ehepartner mit einer akuten Hepatitis B oder chronischem Trägerstatus als vermutliche Infektionquelle festgestellt werden [54, 55, 56, 57]. Das individuelle Risiko bei heterosexuellem Kontakt hängt nicht zuletzt auch von

der Form der verwendeten Sexualpraktiken ab. Jeder sexuelle Kontakt, der zu Verletzungen, auch zu Mikroverletzungen führt und damit einen Blut-Blut- oder Blut-Schleimhautkontakt herstellt, erhöht das individuelle Infektionsrisiko erheblich. Als Sexualpraktik mit einer der höchsten Übertragungswahrscheinlichkeiten dürfte der Analverkehr zu werten sein. Ein weiterer erheblicher Risikofaktor ist das Vorliegen einer anderen Geschlechtskrankheit [74, 75].

Das individuelle Risiko einer Hepatitis-B-Infektion bei heterosexuellem Intimkontakt wird selbstverständlich auch von der Häufigkeit des Partnerwechsels bestimmt. So verdreifachte sich in einer US-Studie der Anteil der Personen mit Hepatitis-B-Markern bei der Gruppe mit bis zu fünf Sexualpartnern in den letzten vier Monaten der Untersuchung gegenüber der Gruppe derer, die nur einen Sexualpartner hatten [52].

Eine besondere Gefahr der Hepatitis-B-Übertragung durch heterosexuellen Kontakt stellt natürlich der Intimkontakt mit Angehörigen von Hochrisikogruppen oder mit Personen aus Ländern mit hoher oder höchster Durchseuchungsrate dar.

5.1.2 *Der homosexuelle Kontakt*

Das hohe Risiko der Hepatitis-B-Übertragung bei homosexuellem Kontakt wird durch die Art der sexuellen Praktiken, die oft hohe Zahl wechselnder Partner und die hohe Durchseuchung im Kollektiv bestimmt.

Unter den Sexualpraktiken führt gerade der Analverkehr zu häufig unbemerkten Mikroläsionen, durch welche die Analschleimhaut blutkontaminiert wird. Da im Sperma von männlichen Virusträgern Hepatitis-B-Viren nachweisbar sind, ergibt sich beim Analverkehr ein intensiver Blut-Schleimhautkontakt mit hohem Übertragungsrisiko. Das individuelle Risiko nimmt mit der Intensität und Häufigkeit solcher homosexuellen Praktiken zu. Es muß allerdings darauf hingewiesen werden, daß auch Übertragungen bei oralem Verkehr und anderen Sexualpraktiken möglich sind. Ein weiterer wichtiger Faktor bei der Betrachtung des Infektionsrisikos ist, gerade bei häufig wechselnden Partnern, die hohe Durchseuchung des Kollektivs. Es muß davon ausgegangen werden, daß mehr als 60 % der männlichen Homosexuellen in Europa und Nordamerika Hepatitis-B-Marker tragen und ein hoher Anteil Hepatitis-B-Virusträger sind. Wie das Schema „Hepatitis-B-Fälle und assoziierte Risikofaktoren" (Abb. 10) zeigt, tritt jedoch der homosexuelle Kontakt gegenüber den heterosexuellen Kontakten als Risikofaktor der Gesamtbevölkerung mittlerweile zurück. Zu Beginn der 80er Jahre bot sich noch ein anderes Bild. Zum damaligen Zeitpunkt lag der Anteil der homosexuell übertragenen Hepatitis-B-Fälle mit 21 % deutlich über den hetereosexuell weitergegebenen Infektionen mit nur 18 %. Als Grund für den Rückgang könnte die HIV-Problematik und die damit verbundenen erfolgreichen Safer-Sex-Kampagnen unter

Homosexuellen angenommen werden. Daneben steigt aber auch die Zahl der gegen Hepatitis-B-geimpften Homosexuellen an, während im heterosexuellen Bereich ein entsprechendes Risikobewußtsein noch weitgehend fehlt [49, 58, 74, 75].

5.1.3 Prostitution

Ein „Sonderfall" des heterosexuellen und homosexuellen Intimkontaktes ist die Prostitution. Aufgrund des hier bestehenden extrem hohen Partnerwechsels ist sowohl das Infektionsrisiko bei Prostituierten als auch das Infektionsrisiko der Kunden außerordentlich hoch. Wie in den beiden vorangegangenen Kapiteln dargestellt, ist für das individuelle Risiko auch hier die Art der Sexualpraktiken von entscheidender Bedeutung. Auch die Tatsache, daß sexueller Kontakt zu Prostituierten und Strichjungen noch häufig ohne Kondome erfolgt, ist als zusätzlicher Risikofaktor zu nennen.

Sicherlich muß in diesem Zusammenhang auch auf das besondere Problem des Sextourismus in Hochrisikoländern wie Thailand, Indonesien, Kenia etc. verwiesen werden. Ohne daß entsprechende Zahlen vorliegen, kann als sicher angenommen werden, daß in diesen Ländern die Zahl der Hepatitis-B-Virusträger unter den Prostituierten extrem hoch ist und damit auch das Infektionsrisiko für die Kunden. Diese Sicht darf nicht dazu verführen, Sexualkontakte zu Prostituierten in Europa in ihrem Risiko zu unterschätzen. Verschiedenste Studien zeigten Anteile von Hepatitis-B-Virusträgern unter weiblichen Prostituierten in europäischen und amerikanischen Großstädten, die zwischen 23 und 61 % lagen. In Stuttgart wurde beispielsweise der Hepatitis-B-Trägerstatus bei 33 % der Prostituierten festgestellt [48].

Tab. 11: Anteil Hepatitis-B-positiver Prostituierter

Stuttgart	-	33 %
Athen	-	61 %
Antwerpen	-	23 %
Columbia/USA	-	25 %

5.2 Hepatitis-B-Übertragung von infizierten Müttern auf ihre Kinder

Ein besonderes Problem stellt die Übertragung des Hepatitis-B-Virus von infizierten Müttern auf ihre Kinder dar. Voraussetzung ist der Trägerstatus der Mutter oder eine akute Infektion im 3. Vierteljahr der Schwangerschaft. In diesen Fällen ist das Hepatitis-B-Virus sowohl im Nabelblut und der Amnionflüssigkeit als auch im Speichel oder in der Muttermilch nachweisbar. Ein wesentlicher Grund für die hohe Infektionsrate von neugeborenen Kindern durch ihre Mütter dürfte in dem noch nicht entwickelten Immunsystem der Säuglinge liegen.

Da das Hepatitis-B-Virus in der Regel bei normal funktionierender Plazenta nicht plazentagängig ist, kommen Infektionen des Kindes vor der Geburt nur relativ selten vor. Man schätzt, daß etwa 5 % der Kinder HBV-positiver Mütter sich im Uterus (pränatal) infizieren.

Der Geburtsvorgang selbst stellt das Hauptinfektionsrisiko dar. Hier wird, je nach Infektionsstatus der Mutter, in bis zu 50 % der Fälle (Tab. 11) das Hepatitis-B-Virus übertragen (perinatal). Übertragungswege sind Mikroverletzungen während der Geburt, die zu einem engen Blut-Blut- oder Blut-Schleimhautkontakt zwischen Mutter und Kind führen.

Infektionen nach der Geburt sind nur selten. Als möglicher Infektionsweg wurde beschrieben, daß der Säugling die Brustwarze beim Stillen verletzt, so daß Blut in die Muttermilch gelangt und es über Mikroverletzungen im Mund-Rachenraum des Säuglings zur Infektion kommt.

Die peri- oder pränatale Infektion eines Neugeborenen geht in der Regel (ca. 90 % der Fälle) in einen symptomlosen Trägerstatus über. Es sind aber auch schon Fälle chronischer Hepatitis B und sogar Fälle mit fulminantem, zum Tode führenden Verlauf beschrieben worden.

Es muß hier bemerkt werden, daß die peri- oder pränatale Infektion von Kleinkindern durch ihre Hepatitis-B-infizierten Mütter ein wesentlicher Faktor ist, der das Infektionspotential der Hepatitis B aufrecht erhält. Dies trifft insbesondere in Ländern mit hoher Durchseuchungsrate zu. Die Screening-Untersuchung auf HBsAg in der Schwangerschaft ist das Mittel der Wahl, um durch gezielte aktive und passive Impfung die Infektion des Säuglings verhindern zu können. Seit 1994 sind solche Screening-Untersuchungen in der 32.-36. Schwangerschaftswoche Bestandteil der Empfehlung zur Schwangerschaftsvorsorge in Deutschland.

Der chronische Trägerstatus der Kinder setzt diese einem deutlich erhöhten Risiko für eine Leberzirrhose oder auch für ein primäres Leberzellkarzinom aus.

Das nachfolgende Schema erlaubt eine Risikoabschätzung für Neugeborene von Hepatitis-B-infizierten Müttern [21, 59, 60, 61, 62].

Tab. 12: Risiko einer Hepatitis-B-Übertragung auf Neugeborene

Sehr hohes Risiko: (< 90 %)	Mütter, die HBsAg- und HBeAg-positiv sind und die einen HBV-DNS-Spiegel über 5 pg/ml haben
Hohes Risiko: (70-90 %)	HBsAg- und HBeAg-positive Mütter mit einem HBV-DNS-Spiegel unter 5 pg/ml
Risikogruppe: (50-70 %)	HBsAg-positive Mütter
Quelle: [59]	

5.3 Familie und enge Lebensgemeinschaft

Familienangehörige und in enger Gemeinschaft mit einem Hepatitis-B-Träger lebende Personen tragen ein erhebliches Infektionsrisiko. Eine Virusübertragung kann durch den Kontakt mit Blut oder Körperflüssigkeiten z.B. auf Handtüchern, auf anderen Gegenständen oder Flächen erfolgen.

Da in der Familie selbstverständlich Schutzmaßnahmen wie das Tragen von Handschuhen nicht durchgeführt werden, ist es nahezu unmöglich, über die lange Zeit des Zusammenlebens eine Kontamination (z.B. an verletzten Hautstellen) zu vermeiden. Besonders problematisch ist die gemeinsame Benutzung persönlicher Utensilien wie Zahnbürsten, Nagelscheren und Rasierklingen.

In einer italienischen Studie wird davon ausgegangen, daß Personen, die mit einem Hepatitis-B-Virusträger in häuslicher Gemeinschaft leben, ein etwa dreifach höheres Infektionsrisiko haben als die Normalbevölkerung. Das Risiko für Säuglinge und Kleinkinder ist aufgrund der höheren Verletzungsgefahr und des gleichzeitig niedrigeren Hygienebewußtseins noch deutlich höher und kann mit dem 10- bis 15fachen der Normalbevölkerung beziffert werden. Andere Untersuchungen in den Vereinigten Staaten zeigten, daß in Familien mit zwei Hepatitis-B-Virus-negativen Elternteilen, aber einem virustragenden Kind, die anderen Kinder ein Infektionsrisiko von 25 % hatten [63, 64].

5.4 Kindergarten und Schule

Die hohe Übertragungswahrscheinlichkeit zwischen Kindern in der Familie zeigt auch das Risiko einer Hepatitis-B-Übertragung von virustragenden Kindern auf andere Kinder im Bereich von Schule und Kindergarten. Im sozialen Kontakt dieser Kinder kommt es zwangsläufig immer wieder zu Blut-Schleimhaut-kontakten, aus denen eine Infektion resultieren kann. Dabei muß darauf hingewiesen werden, daß Situationen, die zu einer Gefährdung führen können, nur selten vorhersehbar und deshalb auch nicht von Kindergärtnerinnen oder Lehrern zu verhindern sind [65, 76].

An dieser Stelle muß noch einmal hervorgehoben werden, daß die Infektiosität des Hepatitis-B-Virus hoch ist und z.B. deutlich über der des HIV-Virus liegt (Tab. 1). Eine Übertragung ist also leichter und mit einer deutlich geringeren Virusmenge möglich [8, 9].

Aufgrund der noch nicht obligatorischen serologischen Testung von Kindern und Jugendlichen ist der mögliche Hepatitis-B-Trägerstatus in der Regel unbekannt. In Schulen und Kindergärten, die in wesentlichem Umfang von Kindern aus Hochrisikogebieten wie Südostasien, Südamerika, dem südlichen Afrika etc. besucht werden, muß aus statistischen Gründen damit gerechnet werden, daß unter diesen auch Hepatitis-B-Virusträger sind [66].

Es sei hier jedoch deutlich betont, daß es bei der Darstellung der Infektionsrisiken in diesem Kapitel nicht darum gehen kann, Hepatitis-B-Infizierte in irgendeiner Form aus dem sozialen Leben auszugrenzen. Die Hepatitis-B-Impfung bietet eine sehr gute und sichere Möglichkeit des Infektionsschutzes, die es erlaubt, Hepatitis-B-Virusträger zu integrieren. Durch die Schutzimpfung der Mitschüler können auch Hepatitis-B-positive Kinder in vollem Umfang an Schule und Kindergarten teilnehmen. Gleichzeitig besteht die Sicherheit, daß kein Infektionsrisiko für die anderen Kinder daraus resultiert.

5.5   Auslandsreisen

Für die Beurteilung des Hepatitis-B-Infektionsrisikos bei Auslandsreisen ist neben dem Reiseland oder der Region, in die die Reise führt, die Dauer der Reise sowie die Enge des Kontaktes zur einheimischen Bevölkerung entscheidend.

Längere Reisen in Hochrisikogebiete mit engem Kontakt zur einheimischen Bevölkerung bergen das höchste Infektionsrisiko [67].

Als problematisch müssen Abenteuer- oder Trekkingreisen in Endemiegebiete angesehen werden. Eine hohe Erkrankungswahrscheinlichkeit besteht aufgrund oft schlechter hygienischer Verhältnisse, engen Kontaktes mit der einheimischen Bevölkerung sowie eines überdurchschnittlichen Verletzungsrisikos. Damit verbunden ist das Risiko einer medizinischen Behandlung, schlimmstenfalls mit einer Übertragung von Blut oder Blutprodukten.

Eine besondere Rolle bezüglich des Hepatitis-B-Risikos spielt der sogenannte Sextourismus. Die Ziele dieser Reisen liegen fast ausschließlich in Ländern mit höchsten Hepatitis-B- Durchseuchungsraten. Legt man zugrunde, daß es während einer solchen Reise in der Regel zu mehreren Sexualkontakten mit verschiedenen Partnern kommt, daß die Hemmschwelle für besonders infektionsgefährdende Sexualpraktiken niedriger ist, und daß unter den Prostituierten ein sehr großer Anteil von Trägerinnen des Hepatitis-B-Virus ist, muß man von einem massiven Risiko für Sextouristen ausgehen [48].

Die Gefahr einer Hepatitis-B-Infektion als Tourist ist jedoch nicht nur auf den reinen Sextourismus beschränkt. Auch der gelegentliche sexuelle Kontakt mit Einheimischen in Hochrisikogebieten bedeutet eine wesentliche Infektionsgefahr. Die Größenordnung des Problems belegen Zahlen von STEFFEN aus dem Institut für Sozial- und Präventivmedizin in Zürich. Nach seinen Angaben reisen jährlich rund 20 Millionen Menschen aus den industrialisierten Ländern in die Länder der dritten Welt. Dabei wird geschätzt, daß 67 % aller Reisenden dort gelegentliche sexuelle Kontakte haben [47].

5.6 Hepatitis-B-Risiko als Patient bei medizinischen Behandlungen

In der Bundesrepublik Deutschland können sowohl die Kontrollen von Blutprodukten auf Hepatitis-B-Viren als auch die hygienischen Maßnahmen im gesamten medizinischen Bereich als so effektiv angesehen werden, daß das Risiko einer Hepatitis-B-Infektion während einer medizinischen Behandlung insgesamt als äußerst gering anzusehen ist. Ausnahmen bestehen bei besonderen Risikogruppen wie den Hämodialysepatienten. Medizinische Behandlungen im Ausland können dagegen erhebliche Risiken beinhalten.

5.6.1 *Bluttransfusionen und Blutprodukte*

Eine Übertragung von Hepatitis B durch Bluttransfusionen oder Blutprodukte ist in zwei Situationen grundsätzlich denkbar. So ist es zum einen möglich, daß der Spender sich zum Zeitpunkt der Blutentnahme in einem diagnostisch noch nicht erfaßbaren Bereich einer frischen Infektion befindet. In diesem Falle wäre zwar kein HBsAg nachweisbar, das Spenderblut aber unter Umständen trotzdem infektiös. Zum anderen könnte die Konzentration von HBsAg im Spenderblut selbst für die hochempfindlichen Testmethoden zu niedrig sein. Es wird versucht, diese diagnostische Lücke sowohl durch gleichzeitige Anti-HBc-Bestimmungen als auch durch direkten Nachweis von Viruserbinformation (DNS) mittels PCR (direkter Nachweis von Viruserbinformation) zu schließen [21, 68].

Ein schwer kalkulierbares Restrisiko tragen aus den genannten Gründen ebenfalls die Empfänger von Blutgerinnungspräparaten. Insgesamt ist aber die Gefahr einer Hepatitis-B-Übertragung durch Blut oder Blutprodukte in der Bundesrepublik Deutschland extrem gering.

5.6.2 Hämodialyse

Ein besonderes Risiko für eine Hepatitis-B-Infektion tragen die Hämodialysepatienten. Diese Patienten gehören mit einem Durchseuchungsgrad von etwa 60 % zu den am meisten von der Hepatitis B betroffenen Gruppen in der Bundesrepublik [3].

Als Faktoren für eine Virusübertragung müssen hier der hohe Bedarf an Blut (Erythrozytenkonzentraten) und Blutprodukten, eine Restkontamination der Dialysegeräte und nicht zuletzt auch die schlechte Immunlage der Patienten genannt werden.

Diese schlechtere Immunlage ist auch der Grund, weshalb sich die effektive Impfung dieser Patienten oft schwierig gestaltet. Der Impferfolg ist deutlich schlechter als in Normalkollektiven. Deshalb werden in der Regel auch die Impfdosen bei Dialysepatienten verdoppelt. Es sei nur kurz erwähnt, daß auch der Krankheitsverlauf bei Hepatitis-B-Infektion eher unspezifisch ist und klassische Krankheitszeichen oft fehlen. Daher bleibt die akute Hepatitis oft unerkannt [21, 68, 69, 70].

5.6.3 Übertragung durch infiziertes medizinisches Personal

Eine Übertragung von Hepatitis B durch infiziertes medizinisches Personal auf den Patienten kann gerade bei blutigen Eingriffen, die gleichzeitig ein Verletzungsrisiko für den Behandelnden beinhalten, nicht ausgeschlossen werden. Fälle von Hepatitis-B-Übertragungen auf diesem Wege sind bereits bekannt und wurden beispielhaft im Kapitel 3 erwähnt [9, 22].

Nach einer Empfehlung der Bundesärztekammer zum Einsatz HIV-positiver Ärzte sollte medizinisches Personal mit bekanntem Trägerstatus, darunter insbesondere operativ tätige Ärzte, nur unter Beachtung besonderer Hygienemaßnahmen wie Tragen doppelter Handschuhe tätig werden. Einzelne „expositionsbezogene" Eingriffe wie fingergeführte Punktionen ohne Sicht sollten grundsätzlich nicht mehr durchgeführt werden [71, 72]. Die Empfehlung ist sicher sinngemäß auch auf HBV-positive Ärzte anzuwenden, wobei die höhere Infektiosität des Hepatitis-B-Virus berücksichtigt werden sollte.

Wie hoch das wirkliche Patientenrisiko für eine Hepatitis-B-Infektion auf dem Übertragungsweg über medizinisches Personal ist, kann aufgrund fehlender statistischer Grundlagen nur schwer abgeschätzt werden.

5.6.4 Medizinische Behandlungen im Ausland

Medizinische Behandlungen im Ausland, insbesondere in Ländern mit schlechterem hygienischen Standard und gleichzeitiger hoher Hepatitis-B-Durchseuchung in der Bevölkerung, können ein wesentliches Infektionsrisiko darstellen.

Neben unvermeidlichen Akutbehandlungen infolge von plötzlichen Erkrankungen oder Unfällen müssen auch geplante medizinische Behandlungen als risikoreich eingestuft werden. Hierbei kann es sich z.B. um eine notwendige Hämodialyse bei niereninsuffizienten Patienten im Rahmen von größeren Urlaubsreisen handeln, geht aber hin bis zu aufwendigen chirurgischen Eingriffen, wie der Transplantation von Organen. Das Risiko solcher Eingriffe bezüglich einer Hepatitis-B-Infektion kann bei ungenügender Testung sowohl des Organspenders als auch des notwendigen Blutes oder der Blutprodukte erheblich sein.

Ebenfalls als risikoreich einzustufen sind z.B. Akupunkturbehandlungen, die oft im asiatischen Bereich durchgeführt werden. Auch sind zahnärztliche Behandlungen in asiatischen Ländern wie Singapur, Thailand, Hong Kong und Korea in letzter Zeit aufgrund der günstigeren Kosten beliebt geworden. Es muß deutlich gesagt werden, daß die hygienischen Verhältnissse gerade in den asiatischen Ländern in der Regel nicht annähernd dem deutschen Standard entsprechen. Basismaßnahmen wie zum Beispiel das Sterilisieren von Instrumenten, die hygienische Händedesinfektion und das Tragen von ungebrauchten Einmalschutzhandschuhen können nicht als selbstverständlich angenommen werden. Die Gefahr, durch solche Behandlungen an einer Hepatitis-B-Infektion zu erkranken, ist deshalb erheblich [65, 67].

Patienten, die nicht lebensnotwendige bzw. planbare Behandlungen in Hochrisikoländern durchführen lassen wollen, kann nur geraten werden, die Notwendigkeit der Auslandsbehandlung noch einmal zu überdenken. Sollte trotzdem der Entschluß zur Durchführung im Ausland gefaßt werden, muß der Patient in jedem Falle auf die Einhaltung grundlegender Hygienemaßnahmen achten. In jedem Fall ist eine Hepatitis-B-Impfprophylaxe vor medizinischen Eingriffen im Ausland dringendst zu empfehlen.

5.7   Bewohner von Behinderten- und Altenheimen

Der enge soziale Kontakt, die mangelnde Einsicht in die hygienischen Notwendigkeiten, häufige Verletzungen mit Blutkontakt oder Kontakt mit Körperflüssigkeiten sowie möglicherweise auch, nach Eintritt der Geschlechtsreife, relativ ungeregelte sexuelle Kontakte mit wechselnden Partnern sind Risikofaktoren für Bewohner von Heimen für geistig Behinderte.

In verschiedensten Studien werden Durchseuchungsraten zwischen 25 und 67 % angegeben. CLEMENS et al. fanden in einer Untersuchung bei Bewohnern einer Einrichtung für geistig Behinderte im Jahre 1992 eine Hepatitis-B-Prävalenz von über 30 % gegenüber einer Durchseuchung der Allgemeinbevölkerung in derselben Region von nur 5,4 %. Eine weitere wichtige Aussage dieser Studie war, daß den wesentlichen Risikofaktor für das Auftreten einer Hepatitis-B-Infektion die Dauer des Aufenthaltes in der Behinderteneinrichtung und nicht das Lebensalter darstellte. Ein besonderes Risiko tragen Patienten mit einem Down-Syndrom. Für den Bereich der Alten- und Altenpflegeheime zeigten italienische Studien ebenfalls einen erhöhten Druchseuchungsgrad gegenüber der Allgemeinbevölkerung. Hier dürfte jedoch die Risikostruktur je nach Art der Einrichtung und der geistigen und körperlichen Fähigkeiten der Bewohner stark variieren.

5.8 Abhängigkeit von intravenösen Drogen

Die wichtigste Hepatitis-B-Infektionsquelle für intravenös Drogenabhängige stellt das gemeinsame Benutzen von Spritzen und Kanülen dar. Ein weiterer Faktor ist in der Tatsache zu sehen, daß zahlreiche gerade jüngere Drogenabhängige ihre Sucht in einem wesentlichen Umfang durch Prostitution finanzieren.

Nach Angaben aus dem früheren Bundesgesundheitsamt stellen die intravenös Drogenabhängigen mit einer Infektionsrate von über 80 % die Risikogruppe mit dem höchsten Durchseuchungsgrad [3, 65].

5.9 Insassen von Justizvollzugsanstalten

Der hohe Anteil von i.v. Drogenabhängigen, häufige homosexuelle Kontakte sowie das enge soziale Zusammenleben führen bei Insassen von Justizvollzugsanstalten zu einem massiv erhöhten Hepatitis-B-Infektionsrisiko. Hinzu können noch tätliche Auseinandersetzungen mit Verletzungen kommen, die zu Blutkontakten führen.

Nach Angaben des ehemaligen Bundesgesundheitsamtes beträgt die Durchseuchung mit Hepatitis B bei Gefängnisinsassen bis zu 72 %. Selbst wenn man das Untersuchungsergebnis von J. GAUBE aus dem Jahre 1993 bei Insassen deutscher Justizvollzugsanstalten zugrunde legt, der eine Durchseuchung von nur 30 % nennt, liegt diese damit noch mindestens sechsmal höher als in der Normalbevölkerung. Dabei wurden bei der Untersuchung von GAUBE ausschließlich lebergesunde Strafgefangene einbezogen. Strafgefangene, bei denen die Leberenzyme erhöht waren, fanden keinen Eingang in das untersuchte Kollektiv [3, 43]. In Kenntnis der Durchseuchungszahlen sollte als vorrangige präventive Maßnahme die Schutzimpfung aller Insassen von Justizvollzugsanstalten gegen Hepatitis B erfolgen.

5.10 Sonstige infektionsgefährdete Gruppen

Wie schon erwähnt, kann die Gefahr einer Hepatitis-B-Infektion weder auf Hochrisikogruppen noch auf bestimmte vermeidbare Situationen beschränkt werden. Auch über die vorgenannten Risiken hinaus gibt es noch zahlreiche Situationen, in denen aufgrund von Blutkontakten oder Kontakten mit anderen Körperflüssigkeiten eine Infektionsgefährdung besteht. Als alltägliches Beispiel sei hierfür nur das gemeinsame Nutzen von Körperpflegeutensilien wie Naßrasierer etc. z.B. in Gemeinschafteinrichtungen genannt. Eine weitere Infektionsquelle können unsachgemäß und mit mangelnder hygienischer Sorgfalt durchgeführte kosmetische Behandlungen wie das Durchstechen von Ohrläppchen sein.
Ein Infektionsrisiko besteht auch bei der Durchführung von Tätowierungen, die gerade Hochrisikogruppen (z.B. Gefängnisinsassen) untereinander selbst durchführen. Werden die Tätowiernadeln nicht desinfiziert, kann die Hepatitis B leicht übertragen werden.
Für einige Gruppen ist höhere Hepatitis-B-Prävalenz bekannt, ohne daß Klarheit über konkrete Infektionsmechanismen besteht. Ein Beispiel sind Alkoholiker, bei denen die Hepatitis-B-Prävalenz über der der Normalbevölkerung liegt [77].

6. Die Hepatitis-B-Infektionsprophylaxe

Alle Schutzmaßnahmen gegen eine Hepatitis-B-Infektion basieren auf drei Grundsätzen: Kontakt mit infektiösen Materialien vermeiden, vor Kontakt mit infektiösen Materialien schützen, gegen die Infektion immunisieren. In den folgenden Kapiteln werden diese Grundsätze konkretisiert.

6.1   Allgemeine Schutzmaßnahmen

Grundsatz aller allgemeinen Schutzmaßnahmen ist es, Kontakt mit potentiell infektiösem Material zu vermeiden.

Als potentiell infektiös zu betrachten sind grundsätzlich alle Körperflüssigkeiten und -ausscheidungen sowie Gewebsproben oder Organe und Organteile. Ebenfalls als infektiös anzusehen sind alle Materialien, die mit Körperflüssigkeiten und -ausscheidungen kontaminiert sind.

Die potentielle Infektiosität von Blut, Körperflüssigkeiten und -geweben bezieht sich dabei nicht nur auf die Hepatitis B, sondern auch auf eine Reihe anderer Erreger wie Hepatitis C oder HIV, so daß alle allgemeinen Schutzmaßnahmen selbstverständlich auch nach erfolgter Schutzimpfung eingehalten werden sollen.

Als erster Grundsatz allgemeiner Schutzmaßnahmen muß gelten, alle o.g. Materialien als potentiell infektiös zu betrachten und sich beim Umgang mit diesen Materialien entsprechend zu verhalten. Neben der Nutzung aller Möglichkeiten eines individuellen Körperschutzes, die im folgenden Kapitel „Körperschutzmaßnahmen" (siehe 6.2) beschrieben werden, ist es von entscheidender Bedeutung, durch organisatorische Maßnahmen oder Änderungen von Arbeitstechniken und -abläufen jeden unnötigen Kontakt mit potentiell infektiösen Materialien auszuschließen. So sollten verspritztes Blut oder Sekrete unverzüglich mit zugelassenen Desinfektionsmitteln entfernt und die kontaminierten Flächen nach ausreichender Einwirkzeit gereinigt werden. Der Hygienegrundsatz „Erst desinfizieren, dann reinigen" ist strikt zu beachten. Selbstverständlich ist auch nach jedem Hautkontakt mit potentiell infektiösem Material eine Desinfektion der Hände oder der betroffenen Hautstellen mit einem zugelassenen (meist alkoholischen) Desinfektionsmittel notwendig. Anschließend können die Hände normal gewaschen werden.

Bestimmte Arbeitstechniken, bei denen es gehäuft zu einem unerwünschten Kontakt mit Blut oder anderen Körpersekreten kommt, sollten modifiziert oder nicht mehr angewendet werden. Ein Beispiel für eine solche Arbeitstechnik ist das Pipettieren mit dem Mund, wie es früher von vielen MTAs praktiziert wurde. Immer wieder kam es dabei zum unbeabsichtigten Einsaugen von Blut in die Mundhöhle.

Besondere Vorsicht muß auch bei lebensrettenden Maßnahmen, wie z.B. der Mund-zu-Mund- oder Mund-zu-Nase-Beatmung gelten. Hier sollte, wann immer möglich, Tubus- oder Atemmaske genutzt werden, insbesondere dann, wenn sichtbare Blutungen vorhanden sind. Für nichtmedizinische Berufsgruppen, bei denen Erste-Hilfe-Maßnahmen häufiger zu erwarten sind (siehe Kapitel 4), empfiehlt es sich, Hygieneschutzmasken zu benutzen, wie sie beispielsweise vom ADAC für Autofahrer angeboten werden. Voraussetzung ist aber ein regelmäßiges Training im Rahmen von Erste-Hilfe-Kursen.

Besonderen Gefährdungen sind Personen ausgesetzt, die Hautverletzungen an den Händen haben oder bei denen die Hautbarriere durch Hauterkrankungen durchbrochen ist. Diese Personengruppen sollten durch geeignete Verbände und eine noch konsequentere Nutzung von persönlichen Schutzausrüstungen wie Handschuhen jedes Eindringen von potentiell infektiösem Blut oder anderen Materialien in ihre Wunden verhindern. Selbstverständlich sollten alle Verletzungen, insbesondere der Hände, im Umgang mit kontaminierten Materialien nach Möglichkeit verhindert werden.

Als typische Verletzungsart mit Blutkontakt gilt im Gesundheitswesen die Nadelstichverletzung. Hierbei ist das Infektionsrisiko besonders hoch, da mit der Stichverletzung durch eine gebrauchte Kanüle das Patientenblut direkt bei dem verletzten Mitarbeiter inokuliert wird. Bestimmte Arbeitsvorgänge, die sich als besonders verletzungsträchtig herausgestellt haben, wie z.B. das Zurückstecken von gebrauchten Kanülen in die Schutzkappe, sollten in jedem Fall unterbleiben.

Wo Kanülen genutzt werden, muß ein entsprechendes Entsorgungssystem mit durchstichsicherem Material vorhanden sein, in das die Kanülen sofort nach Gebrauch entsorgt werden können. In gleicher Weise sollte selbstverständlich mit anderen scharfen, stechenden oder schneidenden Gegenständen, wie Skalpellen, verfahren werden. Auch Braunülen und Butterflys sollten auf diesem Wege entsorgt werden. Werden Spritzen und Kanülen im Krankenzimmer benutzt, muß auf jedem Spritzentablett ein Entsorgungsbehälter stehen. Der unfallträchtige Transport von losen Spritzen und Kanülen zurück ins Schwesternzimmer kann so vermieden werden.

Bei der Auswahl der Entsorgungsgefäße sollte auf gläserne Behälter verzichtet werden, da diese sowohl im Nutzungsbereich als auch nach der Entsorgung im Müllsack zerbrechen können und dann eine erhebliche Unfallgefahr darstellen. Will man nicht handelsübliche Entsorgungssysteme aus durchstichsicherem Kunststoff verwenden, können andere Kunststoffgefäße, die z.B. Chemikalien wie Reinigungsflüssigkeiten, Desinfektionsmittel etc. enthielten, gesammelt und zur Entsorgung der Spritzen und Kanülen genutzt werden.

Zu den allgemeinen Schutzmaßnahmen gehört größte Vorsicht bei gesichert infektiösem Material. Überall wo der Datenschutz es zuläßt, sollten deshalb Blut, Körperflüssigkeiten oder auch Organproben, die gesichert infektiös sind, gekennzeichnet werden. Neben den Blutproben, die ins Labor gegeben werden und bei denen solch eine Kennzeichnung in den meisten Fällen bereits funktioniert, muß in jedem Fall auch eine Kennzeichnung der benutzten Operationsgeräte zum Schutz der Mitarbeiter in den Reinigungs- und Desinfektionszentralen erfolgen. Daneben sind alle Materialien, die nicht sofort als infektiös entsorgt werden, so zu kennzeichnen, daß die damit in Kontakt kommenden Personen entsprechende Schutzmaßnahmen treffen können.

Zum Abschluß dieses Kapitels soll noch einmal auf die Problematik einer Hepatitis-Infektion in der Schwangerschaft hingewiesen werden. In diesem Zusammenhang muß klar sein, daß schwangere Mitarbeiterinnen sowohl aufgrund der Bestimmung des Mutterschutzgesetzes als auch der Gefahrstoffverordnung nicht in Bereichen mit einer erhöhten Infektionsgefährdung arbeiten, bzw. keine Tätigkeiten mit erhöhter Infektionsgefährdung ausüben sollten.

Voraussetzung dafür, daß der Schutz von schwangeren Mitarbeiterinnen durch eine Versetzung an nicht infektionsgefährdete Arbeitsplätze auch erfolgen kann, ist jedoch eine unverzügliche Meldung der Schwangerschaft an den Arbeitgeber.

Allgemeine Schutzmaßnahmen in Stichworten

- Vermeidung jedes unnötigen Umganges mit Blut, Körperflüssigkeiten oder -geweben

- Vermeidung jedes unnötigen Umganges mit potentiell verseuchtem Material

- Änderung oder Abschaffung unfallgefährdeter Arbeitsabläufe oder -techniken

- Hygienisch sicheres Desinfizieren und Reinigen kontaminierter Gegenstände und Flächen

- Sicheres Entsorgen aller potentiell infektiösen Materialien, insbesondere kontaminierter Gegenstände mit Verletzungsgefahr

- Kennzeichnung aller infektiösen Materialien, Anbringen von Warnhinweisen

6.2 Körperschutzmaßnahmen

Die wichtigste Körperschutzmaßnahme ist das Tragen von Schutzhandschuhen und Schutzkitteln. Bei jedem Umgang mit Blut, Körpersekreten und -ausscheidungen ist das Tragen dieser persönlichen Körperschutzmittel unverzichtbar.

Die verwendeten Schutzhandschuhe sollten zuverlässig vor dem Eindringen von Viren schützen und den hygienischen Anforderungen entsprechen. Die im Gesundheitsdienst üblichen dünnen Einmalschutzhandschuhe können aufgrund ihres Verwendungsbereiches in der Regel nicht durchstichsicher oder verletzungshemmend sein. In vorwiegend gröberen manuellen Arbeitsbereichen mit hoher Verletzungsgefahr der Hände, wie z.B. bei den Kanalarbeitern, sollten Handschuhe getragen werden, die sowohl Verletzungsschutz als auch Nässeschutz bieten. Da es sich dabei meist um Mehrweghandschuhe handelt, müssen diese so beschaffen sein, daß eine regelmäßige Desinfektion und Reinigung möglich ist.

Kontaminierte Schutzhandschuhe aber auch Schutzkittel sind sofort sicher zu entsorgen. Es muß vor allem vermieden werden, mit verschmutzten Schutzhandschuhen andere Gegenstände anzufassen und sie so mit potentiell infektiösem Material zu kontaminieren. Dies gilt insbesondere für Türklinken, Schalter, Telefonhörer, aber auch für Kugelschreiber, Hausfunkgeräte etc.

In allen Bereichen, in denen damit zu rechnen ist, daß Aerosole aus Körperflüssigkeiten entstehen oder bei denen die Gefahr des Spritzens besteht, sollten auch Mundschutz und Schutzbrille getragen werden. Gerade Letzteres stößt im Gesundheitswesen noch auf erhebliche Akzeptanzprobleme. Es häufen sich aber die Berichte über Spritzer von kontaminierten Flüssigkeiten in die Augen. Eine Infektion ist dann nicht auszuschließen.

Die Aufzählung der persönlichen Schutzausrüstung bei Infektionsgefahr sollte auch Schutzschuhe nicht vergessen. Die Gefahr von Durchtrittsverletzungen bei gleichzeitigem Kontakt mit potentiell infektiösem Material (Abwasser, Klärschlamm, Müll) besteht hauptsächlich in den Ver- und Entsorgungsberufen.

6.3   Die Hepatitis-B-Schutzimpfung

Grundsätzlich unterscheidet man bei Schutzimpfungen in sogenannte aktive und passive Impfungen. Bei der aktiven Schutzimpfung wird der Körper (aktiv) angeregt, gegen bestimmte Krankheitserreger (Antigene) Antikörper zu bilden und so eine Immunität aufzubauen. Idealziel der aktiven Schutzimpfung ist es, eine möglichst lebenslange Immunität mit nur einer Impfung aufzubauen. Dies gelingt aber nur selten, da im Laufe der Zeit die Antikörper abgebaut werden und damit der Immunschutz verlorengeht. Es wird deshalb versucht, mit mehreren Impfstoffgaben eine Grundimmunisierung mit hohen Antikörpertitern aufzubauen (Boosterungsprinzip - siehe auch Kapitel 3), die über längere Zeit einen sicheren Schutz gewährleistet. In größeren Abständen ist dann eine Auffrischung notwendig, um den Infektionsschutz zu erhalten.

Die aktive Schutzimpfung kann sowohl durch abgeschwächte als auch durch abgetötete oder auch nur durch Bruchstücke von Krankheitserregern erfolgen. Eine Besonderheit der aktiven Schutzimpfung ist die Impfung mit abgeschwächten Bakteriengiften, durch die die Bildung von Antikörpern gegen diese Gifte erreicht werden soll (z.B. Tetanus, Diphterie).

Bei der passiven Immunisierung werden dem Körper direkt Antikörper gegen eine bestimmte Infektionskrankheit zugeführt. Diese Antikörper können entweder aus dem Serum aktiv immunisierter Tiere oder auch aus menschlichem Serum erkrankter Personen stammen.

Vorteile der aktiven Schutzimpfung sind die in der Regel erheblich bessere Verträglichkeit, die höhere Sicherheit, die deutlich längere Dauer des Impfschutzes sowie ein meist günstigerer Preis.

Bei der passiven Immunisierung ist die Komplikationsrate aufgrund des direkten Kontaktes zu menschlichem oder tierischem Eiweiß erheblich höher. Der Impfschutz ist oft nur von kurzer Dauer, da die zugeführten Antikörper in relativ kurzer Zeit abgebaut werden. Die Kosten der passiven Immunisierung liegen in der Regel deutlich über der der aktiven Impfung. Als Vorteil der passiven Immunisierung kann jedoch gesehen werden, daß der Impfschutz innerhalb kürzester Zeit nach Injektion der Antikörper eintritt.

Für die Hepatitis B stehen sowohl Impfstoffe zur aktiven Schutzimpfung als auch spezielle Immunglobuline zur passiven Immunisierung zur Verfügung. Zur Prophylaxe gegen eine Hepatitis-B-Erkrankung bietet sich aber bis auf wenige eingegrenzte Indikationen nur die aktive Schutzimpfung an.

6.3.1 *Die aktive Impfung gegen Hepatitis B*

Geschichte der aktiven Hepatitis-B-Impfung
Der Plasmaimpfstoff

Schon zu Beginn der 70er Jahre konnte bei Personen die Bildung schützender Antikörper (Anti-HBs) festgestellt werden, die mit erhitztem HBsAg-haltigem Serum geimpft worden waren. Im weiteren Verlauf der Impfstoffentwicklung gelang es zunächst, aus dem Blut von Hepatitis-B-Virusträgern das HBs-Antigen zu isolieren und gleichzeitig von allen infektiösen Bestandteilen zu reinigen. Es entstanden so zwei Impfstoffe, die 1982 zugelassen und in den folgenden Jahren erfolgreich eingesetzt wurden. Diese Impfstoffe sind in Deutschland mittlerweile vollständig durch gentechnologisch hergestellte Impfstoffe ersetzt worden.

Der gentechnologisch hergestellte Impfstoff

Die Entwicklung gentechnologisch hergestellter Impfstoffe begann, als es möglich wurde, Erbinformationen, die die Produktion des HBs-Antigens steuern, erfolgreich in Bäckerhefe zu überführen. Das so von der Bäckerhefe gebildete HBs-Antigen wurde isoliert und konnte nach Reinigung als Impfstoff verwendet werden. Dieser gentechnisch hergestellte Impfstoff ist seit 1986 in der Bundesrepublik Deutschland im Handel. Zur Zeit wird gentechnologisch hergestellter Impfstoff gegen Hepatitis B unter dem Präparatenamen Gen H-B-Vax von der Firma Behring und Engerix-B von der Firma SmithKline Beecham angeboten. Mit 20 µg HBsAg enthält die Einzeldosis Engerix-B allerdings die doppelte Antigenmenge gegenüber dem Präparat Gen H-B-Vax. Ein weiterer Unterschied besteht darin, daß in dem Impfstoff der Firma Behring geringe Mengen Formaldehyd und Thiocyanat als Konservierungsmittel enthalten sind.

Die technische Durchführung der Hepatitis-B-Impfung

Der Impfstoff wird in die Muskulatur des Oberarmes gespritzt. Dadurch ist ein unerwünschtes Injizieren in das Fettgewebe nahezu ausgeschlossen. Intragluteal (in den Gesäßmuskel) ausgeführte Injektionen sollen wegen der Gefahr, den Impfstoff in das Fettgewebe einzubringen, grundsätzlich unterbleiben.

Die Grundimmunisierung - verwendete Impfschemata (Abb. 8)

Um einen effektiven und lang andauernden Impfschutz zu erreichen, sind die Injektionen von drei Impfstoffdosen in festgelegten Abständen notwendig. Nur nach drei Impfungen liegt die Serokonversionsrate (prozentualer Anteil der Personen, die durch die Impfung Antikörper gebildet haben) bei über 95 %.

In vergleichenden Untersuchungen von vier verschiedenen Impfschemata (0-1-2, 0-1-6, 0-1-12 und 0-1-2-12 Monate) zeigten sich die höchsten Antikörpertiter bei einer Durchführung der dritten Impfung nach sechs bzw. nach zwölf Monaten, während das Impfschema 0-1-2 die niedrigsten Titer zeigte. Mit vier Injektionen nach 0-1-2-12 Monaten konnten keine entscheidenden Vorteile erzielt werden [78, 79]. Bei dem Impfschema 0-1-6 werden nach drei Impfungen Serokonversions-raten von mehr als 98 % bei jungen Erwachsenen erreicht. Die Anti-HBs-Titer liegen durch den Boostereffekt der dritten Impfung so hoch, daß ein Langzeitschutz gegeben ist und in der Regel erst nach 3-5 Jahren eine Auffrischung erfolgen muß. Im Normalfall hat sich deshalb die Impfung zum Zeitpunkt 0-1-6 Monate als Standardschema bei Grundimmunisierungen gegen die Hepatitis B durchgesetzt.

Wenn aber kurzfristig mit einer hohen Exposition zu rechnen ist, muß in der Regel das verkürzte Impfschema mit Einzelimpfungen bei 0-1-2 Monaten Anwendung finden. Bei Serokonversionsraten von 95 % nach der dritten Impfung kann so der Zeitraum bis zum Aufbau eines effektiven Immunschutzes um die Hälfte verkürzt werden. Da dieses Schema aber den Nachteil hat, daß durch die vorgezogene dritte Impfung kein Booster-Effekt erreicht wird und die Anti-HBs-Titer erheblich niedriger liegen als nach dem Standardschema, ist es sinnvoll, eine weitere Auf-frischung nach einem Jahr vorzunehmen, um den erforderlichen Langzeitschutz zu erreichen. Für die Anwendung des Kurzschemas kommen beispielsweise unge-impftes medizinisches Personal mit kurzfristigem Einsatz in Bereichen mit hoher HBV-Gefährdung oder Personen kurz vor längeren Auslandsaufenthalten, beson-ders mit gefährdenden Tätigkeiten, in Frage. Aber auch bei der Grundimmu-nisierung von Dialysepatienten oder Neugeborenen HBsAG-positiver Mütter besteht die Notwendigkeit eines möglichst schnellen Impfschutzes.

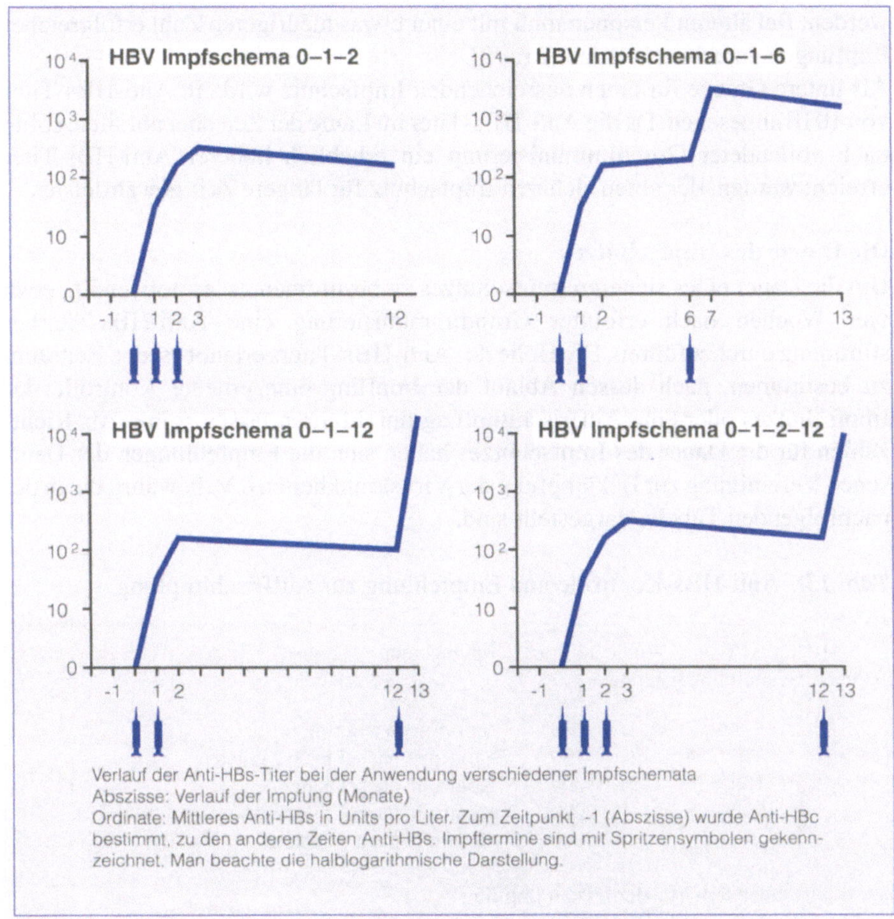

Abb. 8:   Impferfolge mit verschiedenen Impfschemata [78]

Ist die mögliche Exposition lange voraus planbar (Medizinstudenten in der Vorklinik), kann unter Umständen die dritte Impfung auch nach 12 Monaten (Schema 0-1-12 Monate) erfolgen.

Die Beurteilung des Impferfolges

Nach einer Serie von drei Hepatitis-B-Impfungen mit handelsüblichem, gentechnologisch hergestelltem Impfstoff kann bei über 95 % der Impflinge im Alter zwischen 20 und 39 Jahren von einem ausreichenden Immunschutz ausgegangen werden. Bei älteren Personen muß mit einer etwas niedrigeren Zahl erfolgreicher Impfungen gerechnet werden [21, 78].

Als untere Grenze für einen ausreichenden Impfschutz wird ein Anti-HBs-Titer von 10 IE angesehen. Da die Anti-HBs-Titer im Laufe der Zeit aber abfallen, sollte nach vollendeter Grundimmunisierung ein erheblich höherer Anti-HBs-Titer erreicht werden, der einen sicheren Impfschutz für längere Zeit gewährleistet.

Die Dauer des Impfschutzes

Um die Dauer eines sicheren Impfschutzes zu bestimmen, ist es notwendig, etwa vier Wochen nach erfolgter Grundimmunisierung eine Anti-HBs-Titerbestimmung durchzuführen. Die Höhe des Anti-HBs-Titers erlaubt es, den Zeitraum zu bestimmen, nach dessen Ablauf der Impfling eine erneute Kontrolle des Impfschutzes oder eine Auffrischimpfung durchführen lassen sollte. Als Richtzahlen für die Dauer des Impfschutzes haben sich die Empfehlungen der Deutschen Vereinigung zur Bekämpfung der Viruskrankheiten e.V. bewährt, die in der nachfolgenden Tabelle dargestellt sind.

Tab. 13: Anti-HBs-Kontrolle und Empfehlung zur Auffrischimpfung

Anti-HBs (U/l), vier Wochen nach Grundimmunisierung			Maßnahmen
	<	10	Sofortige Wiederimpfung
10	–	100	Kontrolle nach 3 bis 6 Monaten* **
100	–	1000	Kontrolle nach 1 Jahr*
1000	–	10000	Kontrolle nach 2,5 Jahren*
	>	10000	Kontrolle nach 5 Jahren*

* gerechnet vom Tag der letzten Impfung
** oder sofortige Wiederimpfung

Die Auffrischimpfungen

Wie bereits eingangs erwähnt, sind Auffrischimpfungen notwendig, um über einen längeren Zeitraum einen sicheren Impfschutz zu gewährleisten. Bei den späteren Kontrollen des Anti-HBs-Titers sollte eine Wiederimpfung immer bei Werten unter 100 IE-Anti-HBs erfolgen. Dieses Vorgehen scheint praktikabler als ständig wiederholte Kontrollen im Abstand von 3 bis 6 Monaten (s.o.), obwohl mittlerweile häufig Probanden beobachtet werden, bei denen ein Anti-HBs-Titer zwischen 10 und 100 U/l auch über längere Zeit persistieren kann. Nach jeder Auffrischimpfung wird die Dauer des sicheren Immunschutzes erneut anhand einer Anti-

HBs-Bestimmung festgelegt. Das Vorgehen entspricht grundsätzlich dem nach abgeschlossener Grundimmunisierung.

Vorgehen bei Impfversagern

Zunächst muß noch einmal auf die Bedeutung der Injektionsstelle für den Impferfolg hingewiesen werden. Grundsätzlich sollte nur in den Oberarm geimpft werden, um sicherzustellen, daß der Imfpstoff nicht ins Fettgewebe injiziert wird. Die Zahl der Impfversager steigt bei intraglutealer Impfung deutlich an.

Sollte bei der Anti-HBs-Titerkontrolle vier Wochen nach Grundimmunisierung ein Wert von 100 U/l oder darunter festgestellt werden, empfiehlt es sich, sofort noch einmal mit einer Dosis zu impfen und vier Wochen darauf erneut eine Anti-HBs-Titerbestimmung durchzuführen.

Low- oder Non-Responder

Untersuchungen von CHRISKE und anderen haben gezeigt, daß bei der ohnehin geringen Zahl von Personen, bei denen die Impfung schlecht oder überhaupt nicht anschlägt, durch wiederholte Impfungen häufig ein schützender Anti-HBs-Titer erreichbar ist [29]. Liegen nach der Grundimmunisierung Impftiter unter 25 U/l vor, hat sich nach Erfahrungen des Autors die Impfung mit einer doppelten Dosis (Engerix-B = 40 µg HBsAg) bewährt.

Sollte nach der Grundimmunisierung kein Impftiter nachweisbar sein, kann auch mit zweimaliger doppelter Dosis im Abstand von vier Wochen geimpft werden. Aufgrund der vier Wochen später bestimmten Anti-HBs-Konzentration kann dann entschieden werden, ob eine Auffrischungsimpfung notwendig ist und in welchem Zeitraum sie erfolgen muß.

Das Vorgehen bei Problemgruppen

Bei Gruppen mit angenommenem Immundefizit, hier sind insbesondere Hämodialysepatienten zu nennen, ist es sinnvoll, bereits die Grundimmunisierung nach dem erweiterten Schema 0-1-2-6 Monate mit einer doppelten Impfdosis (Engerix-B = 40 µg HBsAg) durchzuführen. Bei normalen Impfdosen ist bei Hämodialysepatienten nur mit einem Anteil von etwa 60 % erfolgreicher Impfungen zu rechnen [21].

Bei Impfversagern aus der Gruppe der Hämodialysepatienten, bei denen auch durch die Gabe doppelter Dosen kein Impferfolg erreicht werden konnte, kann der Versuch einer zusätzlichen Gabe von Interleukin-2, das für diese Indikation allerdings nicht zugelassen ist, erfolgreich sein und zu einer Serokonversion führen. Ob diese Methode auch bei anderen Problemgruppen erfolgversprechend sein kann, ist nicht bekannt. Einige Autoren empfehlen auch wiederholt intracutan applizierte kleine Impfstoffmengen. Diese Impftechnik wird allerdings teilweise von den Patienten als unangenehm empfunden. Außerdem gibt es Berichte über nachfolgende Hautnekrosen, so daß diese Vorgehensweise eher zurückhaltend zu bewerten ist [21].

Ausschlußkriterien für die Impfung (Kontraindikationen)

Außer akuten Erkrankungen und spezifischen Allergien gegen Impfstoffbestandteile gibt es keine wesentlichen Kontraindikationen für die Impfung. Bei systemischen Gaben von Kortikoiden kann allerdings der Impferfolg reduziert sein. Impfungen in der Schwangerschaft erfordern grundsätzlich eine strenge Indikationsstellung. Aus beruflichen Gründen sollten solche Impfungen eigentlich nicht notwendig sein, da nach den Vorschriften des Mutterschutzgesetzes und der Gefahrstoffverordnung schwangere Mitarbeiterinnen einer Gefährdung durch Hepatitis-B-Erreger nicht ausgesetzt werden dürfen. In besonderen Fällen sollte aber selbst in der Schwangerschaft aktiv gegen die Hepatitis B geimpft werden. Als Beispiel soll hier die Beziehung mit einem HBsAg-positiven Partner genannt werden.

Kombination mit anderen Impfstoffen

Die Kombination mit anderen Impfungen gestaltet sich bei der aktiven Hepatitis-B-Schutzimpfung problemlos. Zeitliche Abstände müssen nicht eingehalten werden. Je nach Indikation bietet sich zum Beispiel die Kombination mit einem Hepatitis-A-Impfstoff nach gleichem Impfschema an.

Verträglichkeit - Nebenwirkungen

Die aktive Hepatitis-B-Impfung mit gentechnologisch hergestellten Impfstoffen ist im allgemeinen sehr gut verträglich. Beschrieben werden lediglich lokale Reaktionen an der Impfstelle, wie Rötung, Überwärmung und Verhärtung sowie leichter Druckschmerz. Daneben treten in seltenen Fällen auch leichtes Fieber oder Müdigkeit und Abgeschlagenheit auf. Die Dauer der Impfkomplikationen beträgt in der Regel nur einen Tag. Schwerwiegende Komplikationen wurden nur äußerst selten berichtet und sind statistisch nicht der aktiven Hepatitis-B-Impfung mit gentechnologisch hergestelltem Impfstoff zuzuordnen.

Die lokalen Impfnebenwirkungen können durch die Art der Impftechnik positiv beeinflußt werden. Bei der Injektion körperwarmen Impfstoffes in den locker herabhängenden Oberarm sind meist keine lokalen Reaktionen zu erwarten. Ein Hinweis auf zu erwartende Lokalreaktionen kann die Angabe von lokalen Komplikationen bei Tetanus-Injektionen sein. Einige Autoren (HOFMANN et al.) empfehlen in diesem Fall die Injektion von einer Amp. Tavegil i.v. ca. eine Stunde vor der Hepatitis-B-Impfung. Es sollte selbstverständlich sein und keiner Erwähnung bedürfen, daß nach dem Aufziehen des Impfstoffes die Kanüle für die Injektion zu wechseln ist [78].

Zusammenfassung

Mit der aktiven Hepatitis-B-Impfung mittels gentechnologisch hergestelltem Impfstoff verfügt man über ein hervorragendes Instrument zur Prävention gegen eine Hepatitis-B-Infektion. Die Impfung ist bei der überwiegenden Zahl der Impflinge erfolgreich, wird gut vertragen und hat keine wesentlichen Kontraindikationen. Eine aktive Impfung sollte zumindest an allen Personengruppen durchgeführt werden, bei denen ein besonderes Risiko für eine Hepatitis-B-Infektion besteht. Dies gilt sowohl für den Bereich der Arbeitswelt als auch für die Umwelt. Es sollte weiter überlegt werden, ob nicht neben der Impfung von

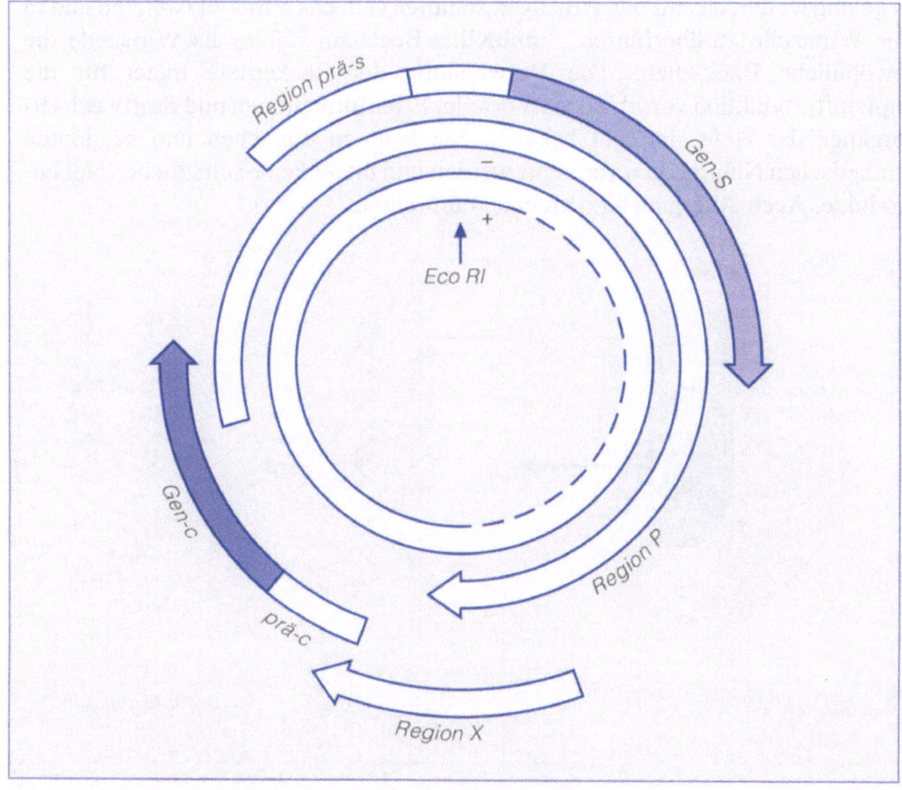

Abb. 9:   Genetische Struktur des Hepatitis-B-Virus

Risikogruppen auch eine weitergefaßte Impfprophylaxe, wie sie von der WHO empfohlen wird, Schlüssel zur erfolgreichen Bekämpfung von Hepatitis B sein kann. Näheres dazu wird in Kapitel 8 ausgeführt.

6.3.2 Der Hepatitis-B-Impfstoff/Herstellung des Impfstoffes

Die gentechnologische Herstellung eines hochreinen Impfstoffes gegen die Hepatitis B ist durch die Fortschritte der Molekularbiologie in den letzten 10-15 Jahren möglich geworden. Am Beispiel des Impfstoffes Engerix-B der Firma SmithKline Beecham sollen hier die wichtigsten Schritte der Impfstoffherstellung kurz dargestellt und erläutert werden.

Die wissenschaftliche Grundlage

Die Grundlage zur gentechnologischen Impfstoffherstellung wurde mit der vollständigen Aufschlüsselung des genetischen Aufbaus des Hepatitis-B-Virus gelegt. Es gelang weiter, das für das HBsAg zuständige Gen des Virus zu isolieren und in eine Wirtszelle zu überführen. SmithKline Beecham wählte als Wirtszelle die gewöhnliche Bäckerhefe. Die Verwendung der Bäckerhefe bietet für die Impfstoffproduktion verschiedene Vorteile. Erbinformationen und Stoffwechselvorgänge der Hefe sind gut bekannt. Sie kann in einfachen und bekannten synthetischen Nährmedien vermehrt werden und bildet keine schädlichen Nebenprodukte. Auch Allergien sind nicht zu befürchten.

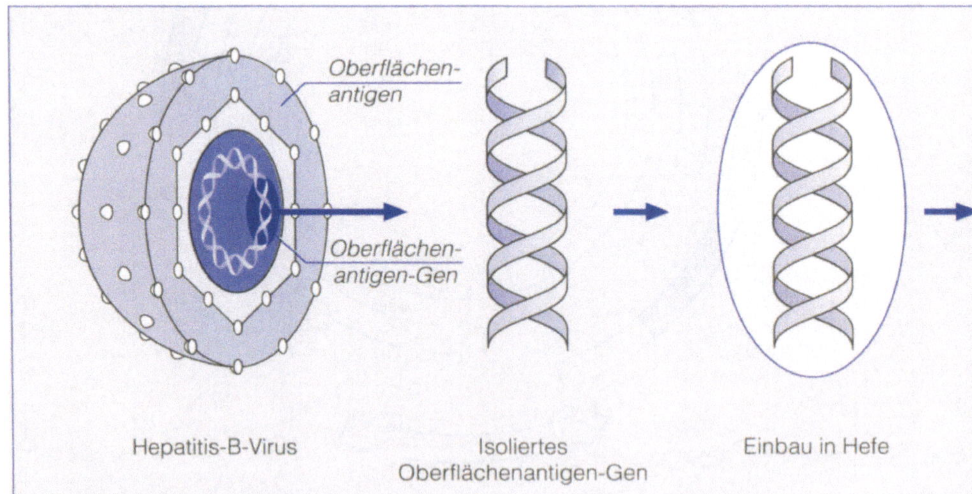

Abb. 10: Die Herstellung von Engerix-B

Tab. 14: **Gentechnische Herstellung von Hepatitis-B-Impfstoff**

- Ausgangspunkt: die Erbinformation des HBV für die Bildung des Oberflächenantigens

- Das Gen wird aus dem DNS-Strang des Virus herausgelöst

- Zum Einbau in die Erbinformation der Hefezellen wird das HBsAg-Gen in eine Vektor-DNS eingebaut

- Der eingebaute Vektor wird in Hefezellen eingeschleust

- Die Hefezellen sind umprogrammiert - ihre neue Erbinformation veranlaßt sie ihrerseits zur Produktion von HBsAg

- Vermehrung der Hefezellen

- Die Hefezellen werden aufgebrochen und das HBsAg extrahiert

- Das Reinigungsverfahren: In mehreren Stufen werden die Hefezellbestandteile eliminiert

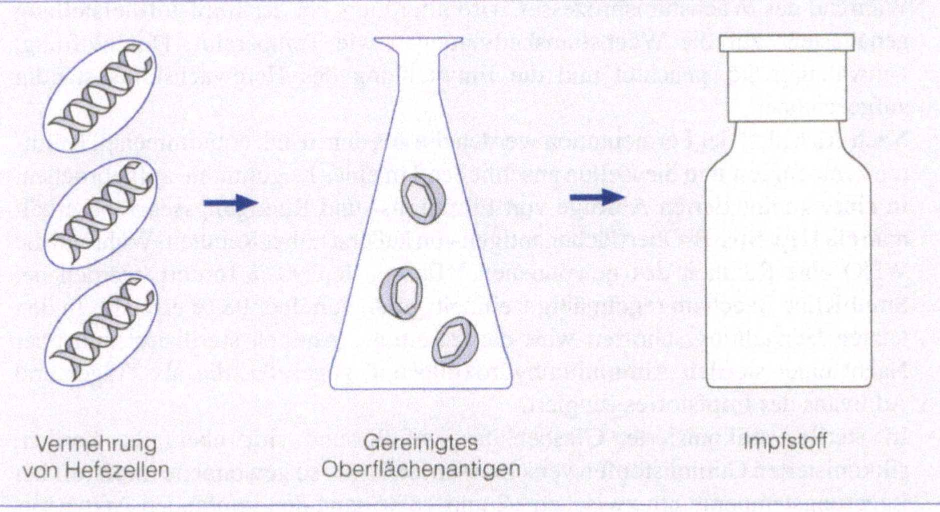

Die Isolierung der Erbinformation des HBsAg

Die Wissenschaftler von SmithKline Beecham benutzten das Serum eines chronischen Hepatitis-B-Trägers, das ihnen von Prof. DESMYTER (Universität von Leuwen/Belgien) zur Verfügung gestellt worden war. Aus diesem Serum wurden die Hepatitis-B-Viren isoliert und gereinigt. Um ausreichende Mengen genetischen Materials zu erhalten, wurde die aus diesen Hepatitis-B-Viren gewonnene Erbinformation des HBsAg in Escherichia-coli-Bakterien identisch vermehrt. Nach Verschmelzung mit zusätzlichen Erbinformationen entstand daraus eine Struktur, die in Hefezellen überführt werden konnte und diese zur Produktion von HBsAg befähigt.

Die großtechnische Impfstoffproduktion

Die großtechnische Impfstoffherstellung bei SmitheKline Beecham erfolgt nach dem Saatgutprinzip. Dabei wird eine homogene Kultur der gentechnisch veränderten Hefe geteilt und unter kontrollierten Bedingungen tiefgefroren gelagert. Nach dem Auftauen kann jede Portion weiter vermehrt und in sogenannte Arbeitssaaten unterteilt werden. So hält das „Saatgutlager" viele Jahre und bildet die Grundlage der Impfstoffproduktion.

Nach dem Auftauen der Arbeitssaat wird diese vermehrt und zur Produktion des Impfstoffes verwendet. Nach mikroskopischen Untersuchungen auf gutes Wachstum sowie mögliche Verunreinigungen kann die Kultur in einen großtechnischen Fermenter, ähnlich einem Gärtank bei der Bierherstellung, verbracht werden. Während des Wachstumsprozesses wird allerdings bei der Impfstoffherstellung genauestens auf die Wachstumsbedingungen wie Temperatur, Durchlüftung, Umwälzung etc. geachtet und die Entwicklung des Hefewachstums ständig aufgezeichnet.

Nach Abschluß der Fermentation werden die aus dem Tank entnommenen Kulturen zentrifugiert und die Zellen anschließend in einer Kugelmühle aufgebrochen. In einer komplizierten Abfolge von Filtrations- und Reinigungsschritten erhält man ein Hepatitis-B-Oberflächenantigen von äußerst hoher Reinheit. Während die WHO eine Reinheit des gewonnenen HBsAgs von 90 % fordert, werden bei SmithKline Beecham regelmäßig Reinheitsgrade von über 98 % erreicht. In den letzten Herstellungsschritten wird das gereinigte Antigen sterilisiert und über Nacht einer sterilen Aluminiumhydroxidlösung zugesetzt, die als Träger und Adjuvans des Impfstoffes fungiert.

In sterile, silikonisierte Glasbehälter gefüllt und mit ebenfalls sterilen, silikonisierten Gummistopfen verschlossen, steht der so gewonnene Impfstoff bei Lagerungstemperaturen zwischen +2 und +8°C dann den impfenden Ärzten zur Verfügung.

Im Gegensatz zu serologisch hergestelltem Hepatitis-B-Impfstoff, bei dem immer wieder verschiedene Plasmachargen verwendet werden müssen, stammt ein gentechnologisch hergestellter Impfstoff wie Engerix-B immer aus derselben Arbeitssaat. Durch dieses Verfahren kann ein fortwährend identisches Produkt und durch ständige Überwachungen und Qualitätskontrollen ein Impfstoff von hervorragender Qualität garantiert werden.

Die genaue Untersuchung und Charakterisierung von Hefestamm und Expressionsplasmit garantiert auch unter Produktionsbedingungen die Stabilität und gleichmäßige Zusammensetzung des gewonnenen HBsAgs. Nach umfangreichen Studien konnte die Sicherheit und hohe Wirksamkeit auch im Vergleich zu anderen aus Plasma hergestellten Impfstoffen bewiesen werden [80, 81]. Bei der Herstellung dieses Impfstoffes werden weder während der Produktion noch bei der Aufreinigung Substanzen humanen Ursprungs verwendet.

6.3.3 Die passive Immunisierung gegen Hepatitis B

Technisches Vorgehen

Für die passive Immunisierung gegen Hepatitis B stehen mehrere Hyperimmunglobulinpräparate mit hohem Anteil von HBs-Antikörpern zur Verfügung. Je nach Präparat können diese Hyperimmunglobuline intramuskulär oder auch intravenös injiziert werden. Wichtig ist, daß die „einfachen Immunglobuline" ohne Anreicherung von HBs-Antikörpern für eine passive Immunprophylaxe der Hepatitis B nicht geeignet sind.

Indikationen für eine passive Immunisierung gegen Hepatitis B

Wegen des erheblich kürzeren Immunschutzes und des erhöhten Risikos stärkerer Nebenwirkungen bei Personen mit Überempfindlichkeit gegenüber Humanglobulinen sollte die Gabe von Hyperimmunglobulinen nur nach strenger Indikationsstellung erfolgen. Mit Einführung der aktiven Schutzimpfung bestehen ohnehin nur noch wenige Indikationen für eine passive Immunprophylaxe, die in diesen Fällen immer mit einer gleichzeitig (simultan) durchgeführten aktiven Hepatitis-B-Impfung verbunden werden sollte. Eine Indikation zur passiven Immunisierung besteht bei Patienten, die unmittelbar zuvor einen nachgewiesenen Blutkontakt mit durch Hepatitis-B-Viren kontaminiertem Material hatten und bei denen kein ausreichender Immunschutz durch eine aktive Hepatitis-B-Impfung besteht. Als Beispiel sind hier die typischen Nadelstichverletzungen im medizinischen Bereich zu nennen. Eine weitere Notwendigkeit zur Simultanprophylaxe besteht bei Neugeborenen von HBsAg-positiven Müttern. Die Indikation einer Simultanprophylaxe kann ebenfalls für Personen geprüft werden, deren Sexualpartner

Hepatitis-B-Virusträger ist, oder die aus anderen Gründen einem akuten hohen Risiko ausgesetzt sind, z.B. Dialysepatienten.

Die Simultanimpfung nach sicherem Kontakt mit verseuchtem Material

Die passive Immunisierung nach Kontakt mit Hepatitis-B-Viren sollte schnell, möglichst innerhalb von sechs Stunden nach Kontakt erfolgen. Das Hyperimmunserum ist dann in der Lage, innerhalb von zwei Stunden nach Injektion schützende Anti-HBs-Spiegel aufzubauen und einen passiven Schutz für etwa drei Monate zu verleihen.

Grundsätzlich sollte die Antikörpergabe in allen genannten Fällen nur in einer Simultanimpfung mit einer Gabe von Hepatitis-B-Impfstoff durchgeführt werden. Nach einem und nach sechs Monaten sind dann entsprechend dem normalen Impfschema bei der aktiven Hepatitis-B-Impfung Nachimpfungen mit Aktivimpfstoff notwendig. Bei mehr als 95 % der so behandelten Patienten hat sich nach Abschluß des Impfschemas ein schützender Anti-HBs-Titer aufgebaut.

Die Kostenübernahme bei Berufsunfällen

Die Berufsgenossenschaft für Gesundheitsdienst und Wohlfahrtspflege übernimmt die Kosten einer passiven Immunisierung (des preiswertesten Hyperimmunglobulinpräparates), wenn sich Mitarbeiter ohne ausreichenden Hepatitis-B-Immunschutz an Geräten verletzen, die nachweislich mit Blut oder anderem virushaltigen Material von Hepatitis-B-Erkrankten kontaminiert sind.

Es sollte jedoch für alle Mitarbeiter mit dem Risiko einer Hepatitis-B-Infektion selbstverständlich die aktive Schutzimpfung angestrebt werden. Ein ausreichender Immunschutz erspart die aufwendigere und risikoreichere passive Impfung.

6.4 Vorgehen bei Kontakt mit infektiösem Material (Stich-, Schnitt-, Schürfverletzungen oder Schleimhautkontakt)

Gerade im Gesundheitswesen ist ein geregeltes Vorgehen bei Stich-, Schnitt- und Schürfverletzungen an mit Blut oder anderen Körpersekreten kontaminierten Gegenständen sowie bei Schleimhautkontakt unverzichtbar. Das Vorgehen sollte sich dabei sowohl an der Infektionsgefährdung durch Hepatitis B als auch an anderen parenteral übertragbaren Krankheiten, insbesondere HIV und Hepatitis C, orientieren. Das nachfolgende Schema gibt eine Anregung für ein standardisiertes Vorgehen. Angepaßt an die örtlichen Gegebenheiten kann es Grundlage für eine Handlungsanweisung an die Mitarbeiter sein.

Tab. 13: Handlungsschema bei Verletzungen an potentiell infektiös-kontaminierten Gegenständen

Maßnahmen bei Kontakt mit infektiösem Material (Stich-, Schnittverletzung, Schleimhautkontakt):
1. Wunde ausbluten lassen, ausgiebige Desinfektion mit Händedesinfektionsmittel - bei Schleimhautkontakt, z.B. Auge, Mundhöhle mit Blut oder anderen Körperstoffen, sofort intensiv mit physiologischer Kochsalzlösung oder Wasser spülen
2. Infektionsquelle feststellen (z.B. Hepatitis B, HIV, Hepatitis C)
3. Durchgangsarzt zwecks Unfallmeldung und evtl. Therapie aufsuchen; bei Unsicherheit oder Fragen Betriebsarzt aufsuchen

Hepatitis B	Aids/HIV	Hepatitis C
A Empfänger ist immun (hohes Anti-HBs).Keine weiteren Maßnahmen im Hinblick auf Hepatitis B.	A1 HIV-Infektion beim Spender bekannt - beim Empfänger Blutuntersuchung auf Anti-HIV als Ausgangsbefund - weitere Kontrollen nach 6 Wochen, 3, 6, 12 Monaten.	A Spender an Hepatitis C erkrankt - Anti-HCV-Test beim Empfänger - (Ausgangs-befund) - bei negativem Ausfall weitere Kontrollen nach 3 und 6 Monaten, kombiniert mit Kontrolle des Transaminasenverlaufes, Impf- oder medikamentöse Prophylaxe ist nicht bekannt.
B Spender ist HBsAg-negativ, d.h. nicht infektiös. Keine weiteren Maßnahmen im Hinblick auf Hepatitis B.	A2 Bei schweren Verletzungen mit Inokulation größerer Blutmengen ist die AZT-Prophylaxe angeraten, Beginn möglichst innerhalb 1 Std.	
C Spender ist HBsAg-positiv, Immunitätslage beim Empfänger zweifelhaft - passive Immunisierung simultan mit aktiver Schutzimpfung. Dieses Vorgehen möglichst innerhalb von 6 Std., spätestens 48 Std. nach Kontakt.	B HIV-Infektion beim Spender nicht bekannt - nach Gespräch und freiwilligem HIV-Test beim Spender (Ab-klärung umgehend im Notfallabor) je nach Ergebnis keine Maßnahmen bzw. A1 oder A2.	B Hepatitis-C-Verdacht des Spenders - Vorgehen wie bei A und Untersuchen des Spenderblutes auf Anti-HCV.
D Infektionsstatus beim Spender ist nicht bekannt, Immunitätslage beim Empfänger zweifelhaft - umgehend Blutprobe des Spenders auf HBsAg (Notfallabor), je nach Ergebnis weiteres Vorgehen wie B oder C.	C Infektiosität des Materials von der Quelle her unbekannt - wenn Sicher-heit besteht, daß alle in Frage kommen-den Spender HIV-negativ sind - keine weiteren Maßnahmen im Hinblick auf HIV, sonst Vorgehen wie bei A1 oder A2.	C Infektiosität des Materials von der Quelle her unbekannt - nur wenn Sicherheit besteht, daß alle in Frage kommenden Spender Anti-HCV-negativ sind - keine weiteren Kontrollen notwendig, sonst Vorgehen wie bei A.
E Infektiosität des Materials von der Quelle her unbekannt. Immunitätslage des Empfängers zweifelhaft - wenn Sicherheit besteht, daß alle in Frage kommenden möglichen Spender HBsAg-negativ sind, keine weiteren Maßnahmen im Hinblick auf Hepatitis B, sonst Vorgehen wie bei C.		

7. Die Hepatitis-B-Impfung bei beruflicher Gefährdung

- Rechtliche Grundlagen und Empfehlungen -

Die Rechtsvorschriften zur Regelung des Arbeitsschutzes erscheinen vielen Verantwortlichen und Betroffenen undurchsichtig. In den folgenden Kapiteln soll ein kurzer Überblick über die maßgeblichen Vorschriften und Empfehlungen zur Durchführung einer Hepatitis-B-Schutzimpfung bei beruflicher Gefährdung gegeben werden. Grundsätzlich hervorzuheben ist dabei die Verantwortung des Unternehmers für alle notwendigen Arbeitsschutzmaßnahmen. Dabei gilt der Rechtsgrundsatz, daß alle vorbeugenden Maßnahmen zur Verhütung von Arbeitsunfällen und Berufskrankheiten zu Lasten des Unternehmers gehen. Schutzimpfungen bei beruflicher Infektionsgefährdung, wie z.B. gegen die Hepatitis B, sind hierbei eingeschlossen.

7.1 Allgemeine rechtliche Grundlagen

7.1.1 Die Reichsversicherungsordnung

In der Reichsversicherungsordnung werden sowohl die Verantwortung des Unternehmers für den Arbeitsschutz festgelegt als auch gleichzeitig die Aufgaben der gesetzlichen Unfallversicherung beschrieben.

An erster Stelle wird in § 537 RVO das Verhüten von Arbeitsunfällen genannt. Diese Aufgabe wird in § 708 konkretisiert. Die Berufsgenossenschaften erhalten hier die Kompetenz, Unfallverhütungsvorschriften zu erlassen, die die konkreten Maßnahmen, Anordnungen und Einrichtungen betreffen, die ein Unternehmer zur Verhütung von Arbeitsunfällen zu treffen hat. Daneben ist der Gegenstand dieser Unfallverhütungsvorschriften das Verhalten der Versicherten, die ärztliche Untersuchung von Versicherten und die Maßnahmen des Unternehmers zur Erfüllung des Arbeitssicherheitsgesetzes. Der Verstoß gegen die in den Unfallverhütungsvorschriften festgelegten Maßnahmen und Anforderungen kann mit Geldbußen geahndet werden (§ 710 RVO). Nach § 551 der RVO werden Berufskrankheiten den Berufsunfällen gleichgesetzt. Damit kann überall dort, wo der Begriff Berufs-

Tab. 15: **Auflistung der relevanten Rechtsvorschriften oder Empfehlungen zur Frage einer Hepatitis-B-Gefährdung**

RVO-Reichsversicherungsordnung (insb. §§ 537, 551, 708, 710)

ASiG-Arbeitssicherheitsgesetz

Richtlinie des Rates der Europäischen Gemeinschaft über den Schutz der Arbeitnehmer gegen Gefährdung durch biologische Arbeitsstoffe bei der Arbeit (90-679-EWG und 93-88 EWG)

BSG - Bundesseuchengesetz

VBG 1 - Vorschrift der Berufsgenossenschaften, „Allgemeine Vorschriften"

VBG 100 - Vorschrift der Berufsgenossenschaften, „Arbeitsmedizinische Vorsorge"

VBG 103 - Vorschrift der Berufsgenossenschaften, „Gesundheitsdienst" (insb. § 4)

G 42 - Berufsgenossenschaftlicher Grundsatz für arbeitsmedizinische Vorsorge-untersuchungen, Infektionskrankheiten

Merkblatt M 613 der Berufsgenossenschaft für Gesundheitsdienst und Wohlfahrtspflege, „Aktive Immunisierung gegen Hepatitis B"

unfall in den entsprechenden Vorschriften auftaucht, die Berufskrankheit (z.B. die Hepatitis B) als ebenfalls genannt betrachtet werden.

Tab. 16: **Auszüge § 537 und § 708 RVO**

§ 537 Aufgaben

Aufgaben der Unfallversicherung sind nach Maßgabe der folgenden Vorschriften:
1. Arbeitsunfälle zu verhüten,
2. nach Eintritt eines Arbeitsunfalls den Verletzten, seine Angehörigen und seine Hinterbliebenen zu entschädigen
   a) durch Wiederherstellung der Erwerbsfähigkeit des Verletzten, durch Arbeits- und Berufsförderung (Berufshilfe) und durch Erleichterung der Verletzungsfolgen,
   b) durch Leistungen in Geld an den Verletzten, seine Angehörigen und seine Hinterbliebenen.

§ 708 Erlaß, Inhalt, Bekanntmachung

(1) Die Berufsgenossenschaften erlassen Vorschriften über
1. Einrichtungen, Anordnungen und Maßnahmen, welche die Unternehmer zur Verhütung von Arbeitsunfällen zu treffen haben, sowie die Form der Übertragung dieser Aufgaben an andere Personen,
2. das Verhalten, das die Versicherten zur Verhütung von Arbeitsunfällen zu beobachten haben,
3. ärztliche Untersuchungen von Versicherten, die vor der Beschäftigung mit Arbeiten durchzuführen sind, deren Verrichtung mit außergewöhnlichen Unfall- oder Gesundheitsgefahren für sie oder Dritte verbunden ist,
4. die Maßnahmen, die der Unternehmer zur Erfüllung der sich aus dem Gesetz über Betriebsärzte, Sicherheitsingenieure und andere Fachkräfte für Arbeitssicherheit ergebenden Pflichten zu treffen hat.

Die Vorschriften werden von der Vertreterversammlung beschlossen.

(2) Die Vorschriften sind öffentlich bekanntzumachen. Eine Bekanntmachung in dem durch die Satzung bestimmten Mitteilungsblatt der Berufsgenossenschaft gilt als öffentliche Bekanntmachung. Die Mitglieder der Berufsgenossenschaften sind über diese Vorschriften und die Bußgeldvorschrift des § 710 zu unterrichten und zur Unterrichtung der Versicherten verpflichtet.

(3) Die Vorschriften einer Berufsgenossenschaft gelten im Falle des § 648 auch für Versicherte, deren Arbeitsunfälle eine andere Berufsgenossenschaft zu entschädigen hat.

(4) Absatz 1 Nr. 1 bis 3 gilt nicht für die unter bergbehördlicher Aufsicht stehenden Unternehmen; es bleibt die Befugnis, für die unter bergbehördlicher Aufsicht stehenden Unternehmen Unfallverhütungsvorschriften über die Zahl der Sicherheitsbeauftragten nach § 719 Abs. 5 zu erlassen.

7.1.2 Das Arbeitssicherheitsgesetz

Das Arbeitssicherheitsgesetz oder Gesetz über Betriebsärzte, Sicherheitsingenieure und andere Fachkräfte für Arbeitssicherheit vom 12.12.1973 regelt die Pflicht des Arbeitgebers zur Bestellung von Betriebsärzten und Fachkräften für Arbeitssicherheit, deren Aufgabe es ist, den Arbeitgeber bei Arbeitsschutz und Unfallverhütung zu unterstützen. Dabei wird als wesentliche Aufgabe für Betriebsärzte die Unterstützung des Arbeitsgebers beim Arbeitsschutz und bei der Unfallverhütung in allen Fragen des Gesundheitsschutzes genannt. Für die Frage nach der Notwendigkeit einer Hepatitis-B-Immunisierung ist der § 3 Abs. 3.c von wesentlicher Bedeutung. Hier wird als eine Aufgabe der Betriebsärzte genannt, die Ursachen von arbeitsbedingten Erkrankungen zu untersuchen, die Untersuchungs-

7.2.1 VBG 1 (Allgemeine Vorschriften)

In der VBG 1 (Vorschrift der Berufsgenossenschaft 1 - Allgemeine Vorschriften) werden grundsätzliche Forderungen und Maßnahmen zum Arbeits- und Gesundheitsschutz festgelegt. Die VBG 1 ist bei nahezu allen Berufsgenossenschaften gleichlautend. In der VBG 1 wird dem Unternehmer die Pflicht auferlegt, zur Verhütung von Arbeitsunfällen Einrichtungen, Anordnungen und Maßnahmen zu treffen, die den Bestimmungen der Unfallverhütungsvorschrift und den für ihn sonst geltenden Unfallsverhütungsvorschriften und auch den allgemein anerkannten sicherheitstechnischen und arbeitsmedizinischen Regeln entsprechen. Dieses schließt in Zusammenhang mit anderen Vorschriften der Berufsgenossenschaften z.B. die Pflicht ein, bei Kontakt mit infektiösem Material Schutzhandschuhe zur Verfügung zu stellen und auch eine Schutzimpfung kostenfrei anzubieten.

Tab. 18: Auszug aus der VBG 1 (Allgemeine Vorschriften, BGW 10.1991 mit Durchführungsanweisungen)

Allgemeine Anforderungen

§ 2

(1) Der Unternehmer hat zur Verhütung von Arbeitsunfällen Einrichtungen, Anordnungen und Maßnahmen zu treffen, die den Bestimmungen dieser Unfallverhütungsvorschrift und den für ihn sonst geltenden Unfallverhütungsvorschriften und im übrigen den allgemein anerkannten sicherheitstechnischen und arbeitsmedizinischen Regeln entsprechen. Soweit in anderen Rechtsvorschriften, insbesondere in Arbeitsschutzvorschriften, Anforderungen gestellt werden, bleiben diese Vorschriften unberührt.

(2) Technische Erzeugnisse, die nicht den Unfallverhütungsvorschriften entsprechen, dürfen verwendet werden, soweit sie in ihrer Beschaffenheit die gleiche Sicherheit auf andere Weise gewährleisten.

(3) Tritt bei einer Einrichtung ein Mangel auf, durch den für die Versicherten sonst nicht abzuwendende Gefahren entstehen, ist die Einrichtung stillzulegen.

Zu § 2 Abs. 1:

Durchführungsanweisung:

Diese Forderung schließt die Verpflichtung des Unternehmers ein, Einrichtungen in der für den gefahrlosen Arbeitsablauf erforderlichen Ausführung und Anzahl zur Verfügung zu stellen.

Diese Forderung schließt ferner ein, daß der Unternehmer auch die Durchführung aller in Satz 1 enthaltenen Forderungen zu überwachen hat.

Zu den Arbeitsunfällen rechnen auch die Berufskrankheiten; siehe § 551 Reichsversicherungsordnung (RVO).

7.2.2 VBG 100 (Arbeitsmedizinische Vorsorge)

In der VBG 100 wird die spezielle arbeitsmedizinische Vorsorge beim Umgang mit Gefahrstoffen und gefährdenden Tätigkeiten geregelt. Kurz zusammengefaßt wird hier festgelegt, daß der Unternehmer Beschäftigte, die einer besonderen, in dieser oder anderen Vorschriften näher definierten Gefährdung ausgesetzt sind, an diesem Arbeitsplatz oder mit dieser Tätigkeit nur beschäftigen darf, wenn sie fristgerecht Vorsorgeuntersuchungen durch einen ermächtigten Arzt unterzogen worden sind.

Zur Ergänzung der VBG 100 haben die Berufsgenossenschaften die Auswahlkriterien für spezielle arbeitsmedizinische Vorsorgeuntersuchungen nach den Grundsätzen für arbeitsmedizinische Vorsorgeuntersuchungen (ZH1-600) erlassen, in denen Anhaltspunkte für die Auswahl der im Rahmen dieser Vorsorgeuntersuchungen zu untersuchenden Personen aufgelistet sind. Daneben geben die Grundsätze für arbeitsmedizinische Vorsorgeuntersuchungen dem zur Durchführung dieser Untersuchungen ermächtigten (Betriebs-)Arzt Anhaltspunkte für Art und Durchführung der jeweiligen Untersuchung bei verschiedenen Gefährdungen. Für den Bereich der Infektionsgefährdung durch die Hepatitis B hat der „Berufsgenossenschaftliche Grundsatz G 42-3, Infektionskrankheiten, Teil 3: Hepatitis-B-Viren (HBV Fassung 12/1985)" Bedeutung. Auf diesen Grundsatz soll jedoch gesondert eingegangen werden.

Tab. 19: Auszug aus der VBG 100
(Arbeitsmedizinische Vorsorge, BGW 10.1993)

I. Geltungsbereich

§ 1
Geltungsbereich
Diese Unfallverhütungsvorschrift gilt für die spezielle arbeitsmedizinische Vorsorge.

Zu § 1:
Durchführungsanweisung:
Spezielle arbeitsmedizinische Vorsorgeuntersuchungen sind in Rechtsvorschriften angeordnete gezielte Untersuchungen wegen besonderer Gefährdungen am Arbeitsplatz.

II. Gemeinsame Bestimmungen

§ 2
Begriffsbestimmungen

---

(1) Vorsorgeuntersuchungen im Sinne dieser Unfallverhütungsvorschrift sind
1. arbeitsmedizinische Erstuntersuchungen vor Aufnahme der Tätigkeit,
2. arbeitsmedizinische Nachuntersuchungen während dieser Tätigkeit,
3. arbeitsmedizinische nachgehende Untersuchungen nach Beendigung einer Tätigkeit.

(2) Als Vorsorgeuntersuchungen im Sinne dieser Unfallverhütungsvorschrift gelten auch arbeitsmedizinische Vorsorgeuntersuchungen auf Verlangen des Versicherten (§ 7).

§ 3
Allgemeine Regelungen

(1) Der Unternehmer darf Versicherte,
- an deren Arbeitsplatz die Auslöseschwelle für die in Anlage 1 aufgeführten Gefahrstoffe überschritten wird
  oder
- an deren Arbeitsplatz die Auslöseschwelle bei Umgang mit solchen Gefahrstoffen überschritten wird, von denen aufgrund neuer gesicherter wissenschaftlicher Erkenntnisse die Senatskommission zur Prüfung gesundheitsschädlicher Arbeitsstoffe der Deutschen Forschungsgemeinschaft festgestellt hat, daß sie krebserzeugend sind, oder die der Hersteller oder Einführer als solche gekennzeichnet hat, oder
- bei denen die Auswahlkriterien für die in Anlage 1 aufgeführten gefährdenden Tätigkeiten erfüllt sind,
  oder
- für die eine Vorsorgeuntersuchung von der Berufsgenossenschaft im Einzelfall angeordnet worden ist,

an diesem Arbeitsplatz oder mit dieser Tätigkeit nur beschäftigen, wenn sie fristgerecht Vorsorgeuntersuchungen durch einen ermächtigten Arzt unterzogen worden sind.

(2) Der Unternehmer hat die Vorsorgeuntersuchungen zu veranlassen und die Kosten zu tragen, soweit dies nicht von der Berufsgenossenschaft übernommen wird.

(3) Das Benutzen von persönlichen Schutzausrüstungen befreit nicht von der Verpflichtung nach Absatz 1.

(4) Der Unternehmer hat dem ermächtigten Arzt auf Verlangen die zur Durchführung der Vorsorgeuntersuchungen erforderlichen Auskünfte über die Arbeitsplatzverhältnisse zu erteilen und eine Besichtigung des Arbeitsplatzes zu ermöglichen.

(5) Der Unternehmer hat der Berufsgenossenschaft jährlich auf Verlangen die Anzahl der für Vorsorgeuntersuchungen erfaßten Versicherten mitzuteilen. Er hat der Berufsgenossenschaft auf Verlangen darzulegen, daß die Gefährdung weder durch Ersatz der Gefahrstoffe noch durch technische Maßnahmen gänzlich vermieden oder verringert werden kann.

(6) Solange der Unternehmer nicht selber dafür sorgt, daß die erforderlichen Untersuchungen von einem ermächtigten Arzt durchgeführt werden, kann die Berufsgenossenschaft diese Untersuchungen veranlassen. Der Unternehmer hat der Berufsgenossenschaft die hierfür erforderlichen Angaben zu übermitteln. Absatz 2 bleibt unberührt.

§ 4

Erstuntersuchung

Der Unternehmer hat dafür zu sorgen, daß die Erstuntersuchung vor Beginn der Tätigkeit durchgeführt wird. Die Erstuntersuchung darf nicht länger als 12 Wochen zurückliegen.

Zu § 4:

Durchführungsanweisung:

Eine Erstuntersuchung kann auch bei veränderten Arbeitsplatzbedingungen an demselben Arbeitsplatz oder bei Wechsel des Arbeitsplatzes innerhalb des Betriebes erforderlich sein.

Die 12-Wochenfrist dient dem Zweck, einen möglichst aktuellen Untersuchungsbefund für die Beurteilung zu gewährleisten.

§ 5

Nachuntersuchungen

(1) Der Unternehmer hat dafür zu sorgen, daß Nachuntersuchungen innerhalb von 6 Wochen vor Ablauf der Nachuntersuchungsfrist durchgeführt werden. Die Frist für die Nachuntersuchung beginnt mit dem Zeitpunkt der letzten Vorsorgeuntersuchung.

(2) Ist für die Nachuntersuchung keine bestimmte Frist, sondern eine Zeitspanne festgelegt, so ist die Nachuntersuchung spätestens zu dem Zeitpunkt durchzuführen, den der ermächtigte Arzt je nach Arbeitsbedingungen und Gesundheitszustand des Versicherten bestimmt hat.

(3) Abweichend von Absatz 1 und 2 ist eine Nachuntersuchung vorzeitig zu veranlassen, wenn

    1. eine Bescheinigung über eine Vorsorgeuntersuchung nach § 9 befristet oder unter einer entsprechenden Bedingung erteilt worden ist
       oder

    2. eine Erkrankung oder eine körperliche Beeinträchtigung eine vorzeitige Nachuntersuchung angezeigt erscheinen läßt.

7.2.3   *Berufsgenossenschaftlicher Grundsatz für arbeitsmedizinische Vorsorgeuntersuchungen G 42, Infektionskrankheiten, Teil 3: Hepatitis-B-Viren*

In dem vorgenannten Grundsatz werden Anhaltspunkte für gezielte arbeitsmedizinische Vorsorgeuntersuchungen gegeben, um Erkrankungen, die durch Hepatitis-B-Viren entstehen können, zu verhindern oder frühzeitig zu erkennen. Ferner werden Hinweise für den ermächtigten Arzt über Art und Umfang der jeweiligen Vorsorgeuntersuchungen gegeben. Im Rahmen der Untersuchung ist neben der Bestimmung der serologischen Marker auch die Kontrolle des Impfschutzes vorgesehen. In den Kapiteln 6.3 und 6.4 erhält der ermächtigte Arzt Hinweise zur aktiven Immunisierung sowie zur Beurteilung des Impferfolges.

Tab. 20: **Auszug aus der VBG 100 (Gefahrstoffe und gefährdende Tätigkeiten)**

Gefahrstoffe und gefährdende Tätigkeiten	Nachuntersuchungsfristen (in Monaten)		Nachgehende Untersuchungen (in Monaten)
	erste Nachuntersuchung	weitere Nachuntersuchungen	
Dimethylcarbamoylchlorid	≤ 60	≤ 60	≤ 60
3,3'-Dimethyl-4,4'-diaminodiphenylmethan	6 - 9	6 - 12	≤ 60
N,N-Dimethylhydrazin	≤ 60	≤ 60	≤ 60
1,2 Dimethylhydrazin	≤ 60	≤ 60	≤ 60
Dimethylnitrosamin (N-Nitrosodimethylamin)	≤ 60	≤ 60	≤ 60
Dimethylsulfamoylchlorid	≤ 60	≤ 60	≤ 60
Dimethylsulfat	≤ 60	≤ 60	≤ 60
2,6-Dinitrotoluol	6 - 9	9 - 12	≤ 60
Eichenholzstaub	≤ 60	≤ 60	≤ 60
Epichlorhydrin	siehe 1-Chlor-2,3-Epoxipropan		
1,2-Epoxybutan (1,2-Butylenoxid)	≤ 60	≤ 60	≤ 60
1,2-Epoxypropan (1,2-Propylenoxid)	≤ 60	≤ 60	≤ 60
Ethylcarbamat	≤ 60	≤ 60	≤ 60
Ethylendibromid	siehe 1,2-Dibromethan		
Ethylenchlorid	siehe 1,2-Dichlorethan		
Ethylenimin	≤ 60	≤ 60	≤ 60
Ethylenoxid	≤ 60	≤ 60	≤ 60
Fluor und seine anorganischen Verbindungen	12	12	-
Hexamethylphosphorsäuretriamid	≤ 60	≤ 60	≤ 60
HITZEARBEITEN			
Personen bis 50 Jahre	60	60	-
Personen über 50 Jahre	24	24	-
Hydrazin	≤ 60	≤ 60	≤ 60
Tätigkeiten mit INFEKTIONSGEFÄHRDUNG	**12**	**36**	**-**
Iodmethan (Methyliodid)	≤ 60	≤ 60	-
IONISIERENDE STRAHLUNG			Nachgehende Untersuchungen sind nur auf Verlangen der Berufsgenossenschaften erforderlich: ≤ 60

Auch auf die Frage einer notwendigen passiven Immunisierung als ereignis-bezogene prophylaktische Maßnahme wird eingegangen.

7.2.4 VBG 103 (Gesundheitsdienst)

Die Berufsgenossenschaft für Gesundheitsdienst und Wohlfahrtspflege regelt mit der VBG 103 Maßnahmen für Unternehmen oder Teile von Unternehmen, die Aufgaben im Gesundheitsdienst, aber auch im Rettungs- und Krankentransport, in der Hauskrankenpflege oder in veterinärmedizinischen Bereichen ausführen. Die VBG 103 ist nicht gültig für Ersthelfer, für Personen, die nur Hör- und Sehfähigkeit feststellen oder für Unternehmen, die Körperpflege betreiben. Eine genauere Übersicht über den Geltungsbereich der VBG 103 gibt nachfolgendes Schema.

Tab. 21: Geltungsbereich VBG 103

§ 1.
(1) Diese Unfallverhütungsvorschrift gilt für Unternehmen und Teile von Unternehmen, in denen bestimmungsgemäß
  1. Menschen stationär medizinisch untersucht, behandelt oder gepflegt werden,
  2. Menschen ambulant medizinisch untersucht oder behandelt werden,
  3. Körpergewebe, -flüssigkeiten und -ausscheidungen von Menschen oder Tieren untersucht oder Arbeiten mit Krankheitserregern ausgeführt werden,
  4. infektiöse oder infektionsverdächtige Gegenstände und Stoffe desinfiziert werden,
  5. Tiere veterinärmedizinisch untersucht oder behandelt werden.

(2) Diese Unfallverhütungsvorschrift gilt auch für Unternehmen oder Teile von Unternehmen, die bestimmungsgemäß
  1. Rettungs- und Krankentransporte ausführen,
  2. Hauskrankenpflege durchführen.

(3) Diese Unfallverhütungsvorschrift gilt nicht für
  1. Ersthelfer, soweit sie nicht in Unternehmen und Teilen von Unternehmen nach § 1 Abs. 2 Nr. 1 eingesetzt werden,
  2. Personen, die nur die Hör- und Sehfähigkeiten feststellen, soweit sie nicht in Unternehmen oder Teilen von Unternehmen nach § 1 Abs. 1 Nr. 1 beschäftigt werden,
  3. Unternehmen, die Körperpflege betreiben.

Neben zahlreichen Vorschriften über Desinfektionsmaßnahmen, Schutzkleidung, Hygiene, Reinigung und Desinfektion von Arbeitsbereichen, Verhalten bei über-tragbaren Erkrankungen und vielem mehr geht die VBG 103 im § 4 auf die

Immunisierung (Schutzimpfung) ein. Es wird klar dargestellt, daß der Unternehmer nicht nur im Einvernehmen mit dem Arzt die gebotenen Maßnahmen zur Immunisierung festzulegen, sondern auch die Pflicht hat, die Beschäftigten in für sie verständlicher Form über die für sie in Frage kommenden Schutzimpfungen bei Aufnahme der Tätigkeit zu informieren. Ebenfalls ist festgelegt, daß die Schutzimpfung für die Beschäftigten kostenlos zu ermöglichen ist.

Tab. 22: Auszug aus VBG 103 § 4

Immunisierung

§ 4.
Der Unternehmer hat sicherzustellen, daß die Beschäftigten über die für sie in Frage kommenden Maßnahmen zur Immunisierung bei Aufnahme der Tätigkeit und bei gegebener Veranlassung unterrichtet werden. Die im Einzelfall gebotenen Maßnahmen zur Immunisierung sind im Einvernehmen mit dem Arzt, der die arbeitsmedizinischen Vorsorgeuntersuchungen durchführt, festzulegen. Die Immunisierung ist für die Beschäftigten kostenlos zu ermöglichen.

7.2.5 Merkblatt M 613
(Aktive Immunisierung gegen Hepatitis B)

Die wichtigsten Fragen zur Schutzimpfung gegen Hepatitis B aufgrund beruflicher Gefährdungen im Gesundheitsdienst werden in dem Merkblatt der Berufsgenossenschaft für Gesundheitsdienst und Wohlfahrtspflege M 613, das gemeinsam mit dem Bundesverband der Versicherungsträger der öffentlichen Hand (BAGUV) herausgegeben wurde, zusammengefaßt. Neben Angaben über die Hepatitis B als Berufskrankheit, Infektionsquellen und Infektionswege sowie Hinweisen auf gefährdete Personengruppen werden auch interessante Ausführungen über die aktive Schutzimpfung, Impfkosten und nicht zuletzt auch zum Versicherungsschutz des Beschäftigten im Rahmen einer Hepatitis-B-Impfung gemacht.

Tab. 23: Auszug aus Merkblatt M 613
(Aktive Immunisierung gegen Hepatitis B)

Die Unfallverhütungsvorschrift „Gesundheitsdienst" (VGB 103/GUV 8.1) verpflichtet daher den Unternehmer

- sicherzustellen, daß die Beschäftigten über die für sie in Frage kommenden Immunisierungsmaßnahmen in verständlicher Form unterrichtet werden
- im Einvernehmen mit dem Arzt, der die arbeitsmedizinischen Vorsorgeuntersuchungen durchführt, festzulegen, welche Impfungen im Einzelfall geboten sind und
- bei gegebener Indikation (Personenkreis, Expositionssituation) die Impfungen kostenlos anzubieten.

Es gilt der Rechtsgrundsatz, daß Immunprophylaxen, wie alle vorbeugenden Maßnahmen zur Verhütung von Arbeitsunfällen und Berufskrankheiten, zu Lasten des Unternehmers gehen.
Für die passive Immunisierung kommt eine Kostenübernahme nur in Betracht, sofern die vom Träger der gesetzlichen Unfallversicherung festgelegten Kriterien erfüllt sind. Dies gilt auch für eine Simultanimpfung.
Falls durch eine Impfung, die aufgrund der Unfallverhütungsvorschrift durchgeführt wurde, ein Impfschaden entsteht, gewährt der Träger der gesetzlichen Unfallversicherung dafür Leistungen wie bei einem Arbeitsunfall.

7.2.6 Weitere berufsgenossenschaftliche Merkblätter

Empfehlungen über durchzuführende Schutzimpfungen gegen Hepatitis B bei Vorliegen von beruflichen Gefährdungen geben ebenfalls andere Merkblätter der Berufsgenossenschaft für Gesundheitsdienst und Wohlfahrtspflege, wie z.B. die Merkblätter M 618: arbeitsmedizinische Vorsorgeuntersuchungen im Gesundheitsdienst - Hauskrankenpflege - und M 619: arbeitsmedizinische Vorsorgeuntersuchungen im Gesundheitsdienst - Altenpflegeheime.

7.3 Das Berufskrankheitenrecht

Im Sozialrecht ist eine Berufskrankheit eine in der Anlage 1 RVO bezeichnete Erkrankung, die ein Versicherter bei einer in den §§ 539, 540, 543-545 der RVO genannten Tätigkeit erleidet. Es handelt sich also um einen versicherungsrechtlichen Begriff, der häufig nicht mit der Wortbedeutung, wie sie im allgemeinen Verständnis vorliegt, übereinstimmt. Zwar erlaubt die sogenannte Öffnungsklausel eine Entschädigung auch von anderen Erkrankungen als denen in der

106

Berufskrankheitenliste aufgeführten, jedoch müssen neuere wissenschaftliche Erkenntnisse, die bei der Festlegung der gültigen Liste noch nicht berücksichtigt werden konnten, dieses begründen.

Die Hepatitis B wird als Berufskrankheit nach Punkt 3101 entschädigt, wenn der Versicherte im Gesundheitsdienst, in der Wohlfahrtspflege oder in einem Laboratorium tätig oder durch eine andere Tätigkeit der Infektionsgefahr in ähnlichem Maße besonders ausgesetzt war. Für den Bereich des Gesundheitsdienstes bedeutet dies in der Praxis, daß eine Hepatitis-B-Gefährdung zumindest bei allen Tätigkeiten mit erhöhtem Infektionsrisiko angenommen wird, so daß kein Nachweis mehr über die konkrete Infektionssituation geführt werden muß. Die Anerkennung der Hepatitis B als Berufserkrankung außerhalb des Gesundheitsdienstes gestaltet sich in der Regel problematischer. Hier ist es meist notwendig, einen konkreten Nachweis über ein erhöhtes Infektionsrisiko oder eine konkrete Infektionssituation zu führen.

7.4 EU-Richtlinien

Für die Schutzimpfung gegen eine Hepatitis-B-Infektion bei beruflicher Gefährdung macht die Richtlinie des Rates der Europäischen Gemeinschaft vom 26.11.1990 über den Schutz der Arbeitnehmer gegen Gefährdung durch biologische Arbeitsstoffe bei der Arbeit (90-679-EWG) mit ihrer Änderung vom 12.10.1993 (93-88 EWG) wesentliche Vorgaben.

Ziel der Richtlinien des Rates ist es, die Verbesserung der Arbeitsumwelt zu fördern, damit ein höheres Niveau an Sicherheit und Gesundheitsschutz für die Arbeitnehmer gewährleistet wird. Der Gesundheitsschutz ist nicht auf Arbeitnehmer bestimmter Berufsgruppen beschränkt, sondern umfaßt alle Arbeitnehmer, die einer realen Gefährdung unterliegen.

Die Hepatitis B ist in der Liste der pathogenen Erreger in die Gruppe 3 eingestuft worden. Hierbei handelt es sich um biologische Arbeitsstoffe, die eine schwere Krankheit beim Menschen hervorrufen und eine ernste Gefahr für Arbeitnehmer darstellen können; die Gefahr einer Verbreitung in der Bevölkerung kann bestehen, doch ist normalerweise eine wirksame Vorbeugung oder Behandlung möglich. Die Einstufung ist mit den Hinweisen versehen, daß ein wirksamer Impfschutz verfügbar ist, und daß die Verzeichnisse der gegenüber biologischen Arbeitsstoffen exponierten Arbeitnehmer länger als zehn Jahre nach dem Ende der letzten bekannten Exposition aufzubewahren sind.

Es ist hier ergänzend zu bemerken, daß bei der Einstufung in die Gruppe 3 zwar die Tatsache stimmt, daß eine wirksame Vorbeugung gegen eine Hepatitis B besteht, insbesondere durch die Schutzimpfung, nach heutigen wissenschaftlichen Erkenntnissen jedoch keine sichere kurative Behandlung möglich ist. In den Artikeln 3 und 14 sowie im Anhang VII wird sowohl die Verpflichtung zur Ermittlung und Abschätzung der Risiken als auch die Durchführung der Schutzimpfung bei den betroffenen Arbeitnehmern festgelegt.

Tab. 24: EWG-Richtlinie 93/88 Artikel 3, 2a+b sowie 14.3 und Anhang 7

Artikel 2
Definitionen

Im Sinne dieser Richtlinie
a) sind biologische Arbeitsstoffe Mikroorganismen, einschließlich genetisch veränderter Mikroorganismen, Zellkulturen und Humanendoparasiten, die Infektionen, Allergien oder toxische Wirkungen hervorrufen könnten;
b) sind Mikroorganismen alle zellulären oder nichtzellulären mikrobiologischen Einheiten, die zur Vermehrung oder zur Weitergabe von genetischem Material fähig sind.

Artikel 3
Anwendungsbereich - Ermittlung und Abschätzung der Risiken

(1) Diese Richtlinie gilt für Tätigkeiten, bei denen Arbeitnehmer im Rahmen der Ausübung ihres Berufes biologischen Arbeitsstoffen ausgesetzt sind bzw. ausgesetzt sein können.

(2) a) Für jede Tätigkeit, bei der eine Exposition gegenüber biologischen Arbeitsstoffen auftreten kann, müssen die Art, das Ausmaß und die Dauer der Exposition der Arbeitnehmer ermittelt werden, damit alle Risiken für die Sicherheit oder die Gesundheit der Arbeitnehmer abgeschätzt und entsprechende Maßnahmen festgelegt werden können.
b) Bei Tätigkeiten, die mit einer Exposition gegenüber mehreren Gruppen biologischer Arbeitsstoffe verbunden sind, werden die Risiken ausgehend von der Gefahr abgeschätzt, die von allen gefährlichen Arbeitsstoffen ausgeht, gegenüber denen eine Exposition stattfindet.

Artikel 14
Gesundheitsüberwachung

(3) Bei der Abschätzung nach Artikel 3 sollte festgestellt werden, für welche Arbeitnehmer besondere Schutzmaßnahmen erforderlich sein können.
Erforderlichenfalls sollten denjenigen Arbeitnehmern, die gegen den biologischen Arbeitsstoff, dem sie ausgesetzt sind bzw. möglicherweise ausgesetzt werden, noch nicht immun sind, wirksame Impfstoffe zur Verfügung gestellt werden.

Bei der Bereitstellung von Impfstoffen sollten die Arbeitgeber die empfohlenen Verhaltensregeln in Anhang VII berücksichtigen.

Stellt sich heraus, daß sich ein Arbeitnehmer eine Infektion und/oder Krankheit zugezogen hat, die auf eine Exposition zurückzuführen sein könnte, so bietet der Arzt oder die Behörde, der bzw. die für die Gesundheitsüberwachung zuständig ist, anderen in derselben Art exponierten Arbeitnehmern eine derartige Gesundheitsüberwachung an. In diesem Fall ist eine Neubewertung des Expositionsrisikos gemäß Artikel 3 vorzunehmen.

Anhang VII
Empfohlene Verhaltensregeln bei Impfung
(Artikel 14 Absatz 3)

1. Stellt sich bei der Abschätzung gemäß Artikel 3 Absatz 2 heraus, daß ein Risiko für die Sicherheit oder Gesundheit der Arbeitnehmer aufgrund der Exposition gegenüber biologischen Arbeitsstoffen besteht, gegen die es wirksame Impfstoffe gibt, so bieten die Arbeitgeber den betreffenden Arbeitnehmern die Impfung an.

2. Die Impfung wird gemäß den einzelstaatlichen Rechtsvorschriften und/oder Gepflogenheiten durchgeführt.

   Die Arbeitnehmer werden über die Vor- und Nachteile der Impfung bzw. der Nichtimpfung unterrichtet.

3. Die Impfung darf den Arbeitnehmern keine Kosten verursachen.

4. Es kann ein Impfschein ausgestellt werden, der dem betreffenden Arbeitnehmer sowie, auf Antrag, den zuständigen Behörden ausgehändigt wird.

7.5   Das Bundesseuchengesetz

Die Hepatitis B gehört zur Gruppe der übertragbaren Erkrankungen, die nach dem Bundesseuchengesetz meldepflichtig sind. Zur Meldung verpflichtet sind der oder die behandelnden Ärzte, ggf. aber auch eine Hebamme, andere mit der Behandlung und Pflege beauftragte Personen oder auch Leiter von Pflegeanstalten, Justizvollzugsanstalten, Heimen, Lagern, Sammelunterkünften und ähnlichen Einrichtungen. Die Meldung muß bei nachgewiesener Erkrankung binnen 24 Stunden nach Kenntnis an das für den Wohnort der erkrankten Person zuständige Gesundheitsamt erfolgen.

8. Neue universelle Impfstrategien gegen die Hepatitis B

In Ländern mit niedriger Prävalenz für Hepatitis B wie der Bundesrepublik Deutschland hat die konsequente Schutzimpfung von Risikogruppen, wie sie in diesem Buch dargestellt und dringend empfohlen wird, eine wesentliche Bedeutung bei der Bekämpfung der Hepatitis B. Nahezu alle Experten sind sich aber darüber einig, daß mit einer allein auf die Risikogruppen beschränkten Impfstrategie die Ausbreitung der Hepatitis B in der Allgemeinbevölkerung nicht verhindert werden kann. Dies gilt natürlich insbesondere für Länder mit mittlerer oder hoher Prävalenz der Hepatitis B. Aber auch in den europäischen oder nordamerikanischen Staaten dürfte die Hepatitis B mit allein auf Risikogruppen bezogenen Impfaktionen nicht auszurotten sein. Zum einen muß davon ausgegangen werden, daß bestimmte Hochrisikogruppen, wie z.B. die i.v. Drogenabhängigen, nie vollständig für eine Impfstrategie erreichbar sein werden und somit weiter ein Reservoir für die Hepatitis-B-Infektionen bilden. Zum anderen bewirkt die hohe Mobilität der Bevölkerung (Urlaubs- und Geschäftsreisen, Migrationsbewegungen) z.T. intensive Kontakte zu Personen aus Hochendemieländern.

Nahezu alle Experten sind sich deshalb einig, daß neben der Immunisierung von Hochrisikogruppen parallel universelle Impfstrategien durchgeführt werden müssen, um die Ausbreitung von Hepatitis B zu stoppen und die Erkrankung möglicherweise sogar auszurotten.

Entsprechend dieser Erkenntnis hat die WHO bereits 1992 empfohlen, die Hepatitis-B-Schutzimpfung in Ländern mit einer Prävalenz von 8 % oder höher bis 1995 und in allen übrigen Ländern bis spätestens 1997 in die nationalen Immunisierungsprogramme zu integrieren.

Bei einer Virusträgerprävalenz von 2 % oder höher wurde als wirksamste Strategie die Aufnahme der Hepatitis-B-Impfung in die routinemäßigen Kinderschutzimpfprogramme angesehen. Für Länder mit niedriger Durchseuchungsrate sollte die Immunisierung aller Heranwachsenden als Ergänzung oder Alternative zur Säuglingsschutzimpfung in Betracht gezogen werden. Zumindest aber sollten ein generelles Hepatitis-B-Screening bei Schwangeren durchgeführt (in Deutschland seit 1994 empfohlen) und die Kinder von Hepatitis-B-infizierten Müttern geimpft werden. Diese Empfehlungen wurden durch die Generalversammlung des Welt-ärztebundes ebenfalls noch im Jahr 1992 bekräftigt [60].

Geplante oder bereits institutionalisierte universelle Impfstrategien gegen die Hepatitis B ersetzen jedoch nicht die konsequente Impfung von Hochrisiko-gruppen. Selbstverständlich müssen Personen mit individuell hohem Risiko auch individuell immunisiert werden. Denn selbst eine konsequente Impfung aller Säuglinge mit erhöhtem Hepatitis-B-Risiko und eine gleichzeitige Impfung aller Heranwachsenden vor der Geschlechtsreife würde erst Jahrzehnte nach Einfüh-rung zu einem deutlichen Rückgang der Erkankungshäufigkeit führen und erst nach und nach auch die Hochrisikogruppen erfassen. Auf diesem Wege könnte die Zahl der Hochrisikoträger, die individuell geimpft werden müßten, langsam verringert werden.

Mehrere europäische und nordamerikanische Länder haben sich bereits entschlos-sen, der WHO-Empfehlung zu folgen und die Hepatitis-B-Schutzimpfung in ihre nationalen Impfprogramme zu integrieren bzw. Massenschutzimpfungen in der Allgemeinbevölkerung durchzuführen. In anderen Ländern ist es notwendig, in der Bevölkerung und insbesondere bei Politikern, weiter über die Gefahren der Ausbreitung der Hepatitis-B-Erkrankung und über die effektiven Präventi-onsmöglichkeiten durch universelle Impfprogramme aufzuklären und damit Überzeugungsarbeit zu leisten. Die Zurückhaltung gerade bei Politikern in Län-dern mit niedriger Durchseuchungsrate dürfte im wesentlichen darauf zurückzu-führen sein, daß solche universellen Impfstrategien zwar die große Chance bieten, die Hepatitis B weltweit auszurotten, aber erst nach Ablauf vieler Jahre greifbare Erfolge zeigen.

Beispielhaft kann aber an einigen Ländern gezeigt werden, wie es möglich ist, die Hepatitis-B-Schutzimpfung in die nationalen Impfprogramme zu integrieren, und wie bereits erste Erfolge sichtbar werden.

Italien:

In Italien ist die Hepatitis-B-Schutzimpfung seit 1992 für alle Säuglinge und Heranwachsenden im Alter von zwölf Jahren gesetzlich vorgeschrieben. Wenn in etwa zehn Jahren alle laufenden Jahrgänge immunisiert worden sind, soll nur noch die Säuglingsimpfung beibehalten und bei den 12jährigen lediglich eine Auf-frischimpfung durchgeführt werden. Zu diesem Zeitpunkt sollen alle Italiener, die 24 Jahre oder jünger sind, effektiv gegen Hepatitis B geschützt sein.

Auch in der Praxis zeigte sich das italienische Programm als von Beginn an sehr erfolgreich. So wurden bei Säuglingen bereits im ersten Jahr, je nach Region, Durchimpfungsraten von 61-92 % erreicht. Mit ein Grund für diesen erfolgreichen Beginn des Hepatitis-B-Impfprogrammes in Italien dürfte neben einem gut funk-

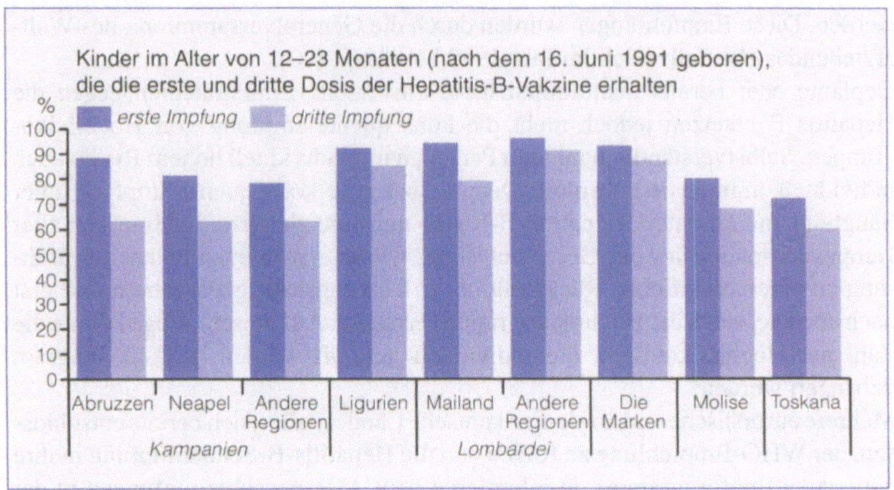

Abb. 11: Durchimpfungsraten von Kleinkindern in Italien [82]

tionierenden Gesundheitsdienst die intensive Information sowohl von Angehörigen medizinischer Berufe als auch der Allgemeinbevölkerung sein. Zudem ist das Impfverfahren unkompliziert (Schulimpfungen!) und läßt keine bürokratischen oder organisatorischen Hürden entstehen [82].

Spanien:

In Spanien liegt die Verantwortung für die Durchführung von Immunisierungsprogrammen in der Hand der autonomen Regionen. Auf die Empfehlung der WHO, bis 1997 die Hepatitis-B-Schutzimpfung in nationale Impfprogramme einzugliedern, reagierte sowohl der nationale Gesundheitsrat Spaniens wie auch der Impfberatungsausschuß der Regionen mit der Empfehlung, baldmöglichst entsprechende Programme in den Regionen einzuführen.

Bereits zuvor hatte die Region Katalonien 1991 die Schutzimpfung aller Heranwachsenden im Alter von zwölf Jahren begonnen. In weniger als einem Jahr konnte eine Durchimpfungsrate von 85 % erzielt werden. Ende 1992 schlossen sich sechs weitere Regionen Spaniens diesem Vorgehen an. Hier konnten bisher Durchimpfungsraten bei Heranwachsenden zwischen 75 und 95 % erzielt werden.

Bis zum Ende des Jahres 1994 werden wahrscheinlich weitere sechs Regionen ein Hepatitis-B-Impfprogramm einführen. Einige Regionen haben bereits zusätzlich zu der Immunisierung Heranwachsender mit der parallelen Säuglingsimpfung begonnen.

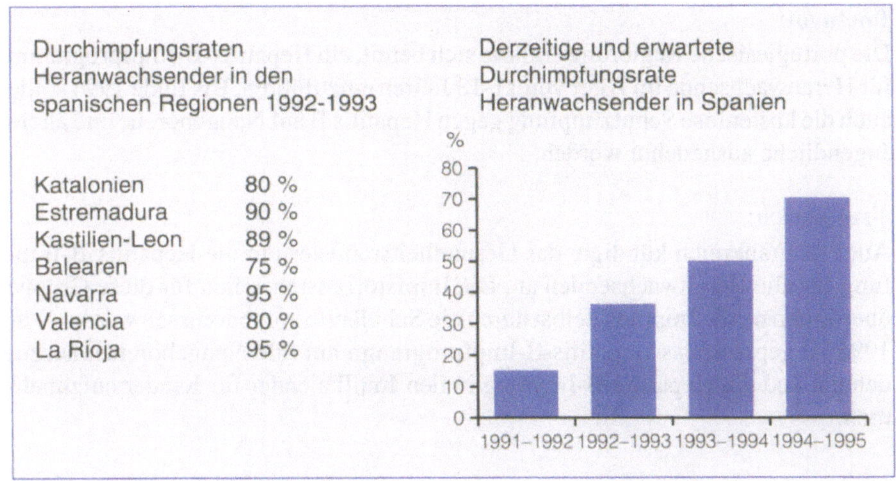

Abb. 12: Durchimpfungsrate Heranwachsender in Spanien [83]

Das Hepatitis-B-Impfprogramm in Spanien wird insbesondere durch das Schulgesundheitssystem getragen. Diese Anbindung hat sicher zu den erfreulich hohen Durchimpfungsraten gerade bei Heranwachsenden geführt, die ansonsten oft nur selten unter ärztlicher Kontrolle stehen [83].

Kanada:

Auch in Kanada sind die jeweiligen Provinzen Träger der Impfprogramme gegen die Hepatitis B. Eine Vorreiterrolle spielte British Columbia, das bereits frühzeitig ein Hepatitis-B-Impfprogramm für Heranwachsende im Alter von elf Jahren einführte. Bis zum Ende des Jahres 1994 wollten die Provinzen Quebec, Ontario und Alberta diesem Beispiel folgen und gleichartige Impfstrategien in ihre Impfprogramme für Heranwachsende einführen. Mit dieser Maßnahme dürften etwa 80 % der Heranwachsenden in Kanada einen Impfschutz gegen die Hepatitis B erhalten.

In Kanada werden die Impfungen von Mitarbeitern des öffentlichen Gesundheitsdienstes in Schulen durchgeführt. Diese Vorgehensweise führte zu einem raschen Erfolg der Programme.

Damit wird Kanada die Zielsetzungen der WHO wahrscheinlich noch übertreffen, obwohl die Einführung von Hepatitis-B-Impfprogrammen zunächst auf politische Widerstände stieß, die auf Finanzierungsprobleme bei der z.Zt. herrschenden wirtschaftlichen Rezession zurückzuführen waren [84].

Portugal:

Die portugiesische Regierung erklärte sich bereit, ein Hepatitis-B-Impfprogramm für Heranwachsende im Alter von 11-13 Jahren einzuführen. Bis Ende 1994 sollte auch die kostenlose Schutzimpfung gegen Hepatitis B auf Neugeborene und ältere Jugendliche ausgedehnt werden.

Frankreich:

Auch in Frankreich kündigte das Gesundheitsministerium die Hepatitis-B-Impfung für alle Heranwachsenden an. Die Impfstoffkosten sollen für diese Gruppe übernommen, die Impfung selbst durch die Schulärzte vorgenommen werden. Für 1995 ist geplant, das Hepatitis-B-Impfprogramm auf alle Neugeborenen auszudehnen und die Hepatitis-B-Impfung in den Impfkalender für Kinder aufzunehmen.

USA:

In den Vereinigten Staaten wurde die kostenlose Hepatitis-B-Impfung für Säuglinge oder Heranwachsende bisher leider nicht eingeführt. Wichtigster Grund dürften die Kosten eines solchen Impfprogrammes und die Struktur des amerikanischen öffentlichen Gesundheitswesens sein. Um trotzdem eine Erhöhung der Impfraten von Heranwachsenden zu erreichen, ist geplant, die Hepatitis-B-Impfung als Voraussetzung für den Besuch eines College vorzuschreiben. Damit würde die Hepatitis B in das bereits bestehende Schulimpfungs- und Impfnachweissystem von Kinderkrankheiten einbezogen, in dessen Rahmen bereits heute viele Kinder in den USA durch Impfzeugnisse bestimmte Impfungen vor Beginn des Schulbesuches nachweisen müssen.

Deutschland:

Eine universelle Impfstrategie gegen die Hepatitis B existiert in Deutschland bisher nicht. Interessant ist in diesem Zusammenhang die unterschiedliche Bewertung des Problems, z.B. im Vergleich zu Italien. In beiden Ländern ist die Inzidenz der Hepatitis B (nach gemeldeten Fällen!) annähernd gleich hoch, die Häufigkeit von Hepatitis-B-Fällen beträgt etwa 6 auf 100.000 Einwohner pro Jahr. Während Italien aber mit der Einführung eines breiten Impfsystemes den politischen Willen dokumentierte, durch fortlaufende Schutzimpfungen die Hepatitis B möglichst auszurotten, sind sich die deutsche Öffentlichkeit und die verantwortlichen Politiker offensichtlich nicht über die Risiken der Hepatitis-B-Infektion im klaren. Es scheint, daß ungenügende Informationen über die Möglichkeiten einer breit angelegten Strategie einen Fortschritt in dieser Angelegenheit bisher verhindert haben.

114

Es sei hier nur erwähnt, daß die Hepatitis B immerhin die einzige Geschlechtskrankheit ist, gegen die eine effektive Impfmöglichkeit existiert. Es wäre wünschenswert, daß durch verstärkte Information und Überzeugungsarbeit in Deutschland ein Impfprogramm, ähnlich wie in Italien, etabliert werden könnte.

9. Glossar

Antigen
chemische Substanz oder Verbindung, die Zellen des Immunsystems (Abwehrsystem) zur Bildung von ↑ Antikörpern anregt. Beispiel: Die Antigene eines Impfstoffs bewirken die Bildung von ↑Antikörpern

Antikörper
von Zellen des Immunsystems (Abwehrsystem) gebildete Abwehrstoffe von Infektionserregern und anderen schädlichen Substanzen (↑ Antigene)

Augensklera
Augenlederhaut ("Augenweiß), verfärbt sich gelblich bei ↑ Gelbsucht

Booster-Effekt
abwehrverbessernder Effekt wiederholter Impfungen (Auffrischimpfungen), besonders durch gesteigerte Antikörperbildung gekennzeichnet

Carrier
Träger, hier: Überträger eines Infektionserregers

Carzinom (Karzinom)
bösartige Geschwulstbildung ("Krebs")

Desinfektion
Abtötung von Krankheitserregern durch chemische ("Desinfektionsmittel", Säuren etc.) oder physikalische Verfahren (Hitze, Strahlung etc.)

DNS
Desoxyribonukleinsäure; DNS-Moleküle sind in allen Zellen enthalten und sind das Erbgut-"Gedächtnis"

Durchseuchung
Anteil aller Menschen, die eine bestimmte Infektionskrankheit durchgemacht haben oder an ihr leiden. Beispiel: Röteln haben einen hohen, AIDS einen geringen Durchseuchungsgrad

Dystrophie (Leber-)
ausgedehnter massiver Untergang von Leberzellen

Elimination, eliminieren
Beseitigung, beseitigen ("Eliminierung von Erregern")

Endemie
örtlich begrenztes (andauerndes) Vorhandensein einer Infektionskrankheit

Endoskopie
("Spiegelung"), Untersuchung oder Behandlung mit einem Endoskop, also einem Gerät zur Untersuchung von Körperhöhlen ("Spiegel")

Enzym (Leber-)
(Ferment), in der lebenden Zelle gebildete organische Verbindung, die Stoffwechselvorgänge im Organismus steuert

Exanthem
Hautausschlag, bei vielen Infektionskrankheiten typisch (Röteln, Masern, Scharlach etc.)

extrahepatisch
außerhalb der Leber (liegend oder vorkommend)

fulminant
blitzartig, besonders heftig (z.B. Verlauf einer Erkrankung)

gamma-GT
Leberenzym, das bei Leberschädigungen schon früh aus den Leberzellen freigesetzt wird und dann im Blut nachweisbar ist (↑ Enzym, ↑ GOT, ↑ GPT)

gastrointestinal
Magen und Darm betreffend

Gelbsucht
(Ikterus), Gelbfärbung des Körpers infolge Leberschädigung oder massiven Blutzerfalls. Gelbsucht wird ugs. auch für infektiöse Leberzellentzündung (Hepatitis) verwendet

Gentechnologie
alle Verfahren zur Änderung des Erbguts von Mensch, Tier und Pflanze. Gentechnische Verfahren werden u.a. bei der Medikamentenherstellung eingesetzt

Glukokortikoide
Signalsubstanzen aus der Nebennierenrinde. Als Medikamente werden Glukokortikoide häufig zur Kontrolle von übersteigerten Entzündungsreaktionen eingesetzt

GOT
Leberenzym, das bei länger andauernden oder schweren Lebererkrankungen ins Blut freigesetzt wird. Mit einfachen Bluttests kann es dann nachgewiesen werden (↑ Enzym, ↑ gamma-GT, ↑ GPT)

GPT
wichtiges Leberenzym, ↑ gamma-GT und GOT (↑ Enzym)

Grundimmunisierung
durch eine oder mehrere Impfungen in Folge erreichte Abwehrkraft (Immunschutz) gegen eine bestimmte Infektionserkrankung (↑ Booster-Effekt

Hämodialyse
(Blutwäsche), Filterverfahren, bei dem Giftstoffe aus dem Blut entfernt werden, z.B. bei schwerem Nierenschaden oder Nierenversagen notwendig

Hepadna-Virus
Familie des Hepatitis-B-Virus

hepatozellulär
die Leberzellen betreffend

heterosexuell
geschlechtlich auf das andere Geschlecht bezogen (↑ homosexuell)

histologisch
die Gewebe des Körpers betreffend

HIV
(human immunodeficiency virus), AIDS-Erreger

homosexuell
geschlechtlich auf das gleiche Geschlecht bezogen

Hyperimmun (-serum, -globulin)
Serum, das mit ↑ Antikörpern angereichert ist

Immunglobuline
von Abwehrzellen gebildete, aus Eiweiß bestehende ↑ Antikörper, die für Immunreaktionen wichtig sind

Immunität
Unempfindlichkeit gegenüber Krankheitserregern (angeboren, nach durchgemachten Infektionskrankheiten oder nach ↑ Immunisierung

Immunkomplexe
relativ große Eiweißstrukturen, die bei der Reaktion von ↑ Antigenen und ↑ Antikörpern entstehen. Bestimmte I. können, wenn sie nicht vom Körper entfernt werden, Erkrankungen auslösen

Immunisierung
Erzeugung von Immunität zum Zweck der Vorbeugung oder der Behandlung von Krankheiten. Aktive I. durch Einbringen von ↑ Antigenen, z.B. abgetöteten Krankheitserregern; passive I. durch Behandlung mit ↑ Antikörpern (↑ Hyperimmunserum)

Impfung
siehe aktive Immunisierung

Indikation (Kontra-)
Heilanzeige, aus ärztlicher Sicht Grund zur Anwendung eines bestimmten Heilverfahrens. Gegenteil: Kontra-I., d.h. eine bestimmte Behandlung ist nicht angezeigt

Infektiosität
Ansteckungsfähigkeit eines Krankheitserregers

Infusion
Zufuhr von Flüssigkeiten in den Körper mittels einer Hohlnadel

Injektion
das Einspritzen von Flüssigkeiten mit einer Injektionsspritze und einer Injektionshohlnadel in den Körper, z.B. in Haut, Muskel oder Blutgefäße

Inkubationszeit
(Latenzspanne), Zeitspanne zwischen Infektion (Eindringen von Erregern in den Organismus) und dem Auftreten erster Beschwerden einer Infektionskrankheit

Inokulation
↑ Impfung, Einbringen von z.B. Krankheitserregern in den Organismus

Interferon
bei Infektionskrankheiten wirksame körpereigene Abwehrsubstanz

Interleukin
körpereigene Signalsubstanz, die bei Infektionen und Entzündungen eine große Rolle spielt. Als Medikament soll Interleukin die Abwehrkraft steigern

intracutan
in der oder in die Haut

intravenös
in der oder in die Vene (zum Herzen führende Blutgefäße)

Intubation
die Einführung eines Rohrs oder Schlauches in eine Körperhöhle oder ein Hohlorgan; besonders über Mund- oder Nasenhöhle in die Atemwege

invasiv
eindringend

Inzidenz
Anzahl neuer Erkrankungsfälle bei einer bestimmten Krankheit pro Zeiteinheit

Koagulationsfaktorpräparate
Blutgerinnungsmedikamente

Kontamination
Verunreinigung, Verseuchung

Kryoglobulinämie
Vorkommen von Eiweißkörpern im Blut, die
bei Kälteeinwirkung verklumpen und so z.B.
zu Durchblutungsstörungen führen

kurativ
heilend

low responder
Personen mit verminderter ↑ Antikörperbildung nach einer ↑ Impfung (↑ non responder)

Manifestation
Erkennbarwerden von Krankheiten

manuell
mit der Hand

Marker (Serum-)
Krankheiten anzeigende Blutbestandteile,
hier: Antikörper, die eine vorangegangene
Infektion erkennen lassen

Mortalität
Sterblichkeit, prozentualer Anteil der Todes-
fälle zu einer Gesamtgruppe wie "Bevölkerung" oder "Säuglinge"

Nekrose
das Absterben von Geweben, Organen oder
Organteilen, z.B. als Reaktion auf krankheits-
bedingte Abläufe

non responder
Personen mit fehlender ↑ Antikörperbildung
nach einer ↑ Impfung (↑ low responder)

Noxe
krankheitserregende Ursache

Panarteriitis nodosa
entzündliche Gefäßwanderkrankung, vor
allem kleiner und mittlerer Blutgefäße infolge "allergischer" Reaktionen auf körper-
fremde Eiweiße

PCR
(Polymerase-Kettenreaktion), Erbgutver-
mehrungsverfahren, z.B. zum direkten Nachweis von Viren im Blut

perinatal
die Zeit kurz vor, während und kurz nach der
Geburt betreffend

persistieren
das Fortdauern von Krankheitszuständen

Plasma
die zellfreie Blutflüssigkeit

Potenzierung
Verstärkung, Steigerung

pränatal
der Geburt vorausgehend

Prävalenz
Häufigkeit aller Krankheitsfälle bei einer bestimmten Krankheit, bezogen auf eine Gesamtgruppe (z.B. die Bevölkerung), ↑ Inzidenz

Prophylaxe
Maßnahmen zur (Krankheits-)Vorbeugung

Protein
Eiweiß

protrahierter Verlauf
verzögerter, verlängerter Krankheitsverlauf

RNS
Ribonukleinsäure, Moleküle, die vor allem
Erbinformationen innerhalb der Zellen über-
mitteln

Safer Sex
Sexualverhalten, das vor allem die Gefahr
einer AIDS-Infektion vermindern soll

Screening
Verfahren zur Reihenuntersuchung

Sekret (Körper-)
Absonderung, Ausscheidung, Körperflüssigkeit

Serokonversion
Auftreten von infektionstypischen ↑ Antikörpern nach einer Infektionserkrankung oder Impfung

Serum
wäßriger Blutbestandteil, der nach der Blutgerinnung vom festen Anteil (Blutkuchen) übrigbleibt, eiweißfreier ↑ Plasma-Anteil

simultan
gleichzeitig, gemeinsam

Symptom
Krankheitszeichen, Krankheitsmerkmal

Titer (Antikörper-)
nachzuweisende Menge von einem bestimmten Antikörper im Blut

Transfusion (Blut-)
Übertragung von Blut

Transplantation (Organ-)
Überpflanzung von Organen, Gewebeteilen oder lebenden Zellen

ultima ratio
letztmöglicher Weg, wenn nichts anderes mehr Aussicht auf Erfolg hat

Urtikaria
Nesselsucht, Bildung von Quaddeln auf der Haut

Vakzine
Impfstoff, z.B. aus abgeschwächten oder abgetöteten Krankheitserregern

Virus
unter dem Lichtmikroskop unsichtbare Krankheitserreger; Viren sind lediglich in Eiweißhüllen verpacktes Erbgut, ihre Zuordnung zu den lebenden Mikroorganismen' ist deswegen strittig

Zirrhose (Leber-)
chronische Wucherung von Bindegewebe mit nachfolgender Schrumpfung und Verhärtung. Bei Lebererkrankungen werden zerstörte Leberzellen durch Bindegewebe (Narbengewebe) ersetzt. Setzt sich dieser Vorgang fort, entwickelt sich eine Leberzirrhose mit zunehmendem Funktionsverlust der Leber und Tod des Patienten

10. Literaturverzeichnis

1 Dittmann S, Hallauer J. Aktuelle Trends der Hepatitis-B-Prävention in Ländern mit niedriger HBsAg-Prävalenz. In: Maas G, Stück B, Hrsg. Virus-Hepatitis A bis E, Kongreßberichte des Deutschen Grünen Kreuzes. Kilian: Marburg 1994.

2 Deinhardt F. Selecta 1983: 1185-1188.

3 Lange W, Masihi K. Epidemiologische und ökonomische Bedeutung der Hepatitis B in der Bundesrepublik Deutschland. Postgrad Med 1987; 63 (Suppl. 2): 21-26.

4 World Health Organization. Erworbenes Immundefekt-Syndrom (AIDS), Daten v. 01.07.1992. Wkly Epidemiol Rec 1992; 67: 201-203.

5 World Health Organization. Hepatitis B vaccine set for introduction into national immunisation programmes. WHO Press 21.02.1992.

6 Morgan D. HIV and needlestick injuries. Lancet 1990; 336: 1280.

7 Marcus R. Surveilliance of healthcare workers exposed to blood from patients infected with human immunodeficiency virus. N Engl J Med 1988; 319: 1118-1123.

8 Hu DJ, et al. Transmission of HIV, Hepatitis B virus and other blood-borne disease in healthcare settings. Bull World Health Organ 1991; 69 (5): 623-630.

9 Bell DM, et al. Risk of Hepatitis B and human immunodeficiency virus transmission from an infected surgeon due to percutaneous injury during an invasive procedure. Infect Agents Dis 1992; 1 (5): 263-269.

10 Toukan A. Strategy for the control of hepatitis B virus infection in the Middle East and North Africa. Vaccine 1990; (Suppl.): 117-128.

11 Kiire CF. The epidemiology and control of hepatitis B in sub-Saharan Africa. Prog Med Virol 1993; 40: 141-156.

12 Sobeslavsky O. Prevalence of markers of hepatitis B virus infection in various countries: a WHO coll. study. Bull World Health Organ 1980; 58: 621-628.

13 Szmuness W. Recent advances in the study of the epidemiology of hepatitis B. Am J Path 1975; 81: 629-650.

14 Cockburn WC. The epidemiology of hepatitis B infection in Europe. In: Krugman S, et al. Proceedings of the European Symposium on Hepatitis B. Rahway: New Yersey. Merck Sharp & Dohme Int. 1981; 5-16.

15 Scott RM. Experimental transmission of hepatitis B virus by semen and saliva. J Infect Dis 1980; 142: 67-71.

16 Akdamar KA, et al. SH antigen in bile. Lancet 1971; 1: 909.

17 Villarejos VM, et al. Role of saliva, urine and feces in the transmission of type B hepatitis. N Engl J Med 1974; 291: 1375-1378.

18 Darrell RW, Jacob GB. Hepatitis B surface antigen in human tears. Arch Ophthalmol 1978; 96: 674-676.

19 Darani M, Gerber M. Hepatitis B antigen in vaginal secretions. Lancet 1974; 2: 1008.

20 Hallauer JF, Rasch G. Epidemiology of Hepatitis B in Germany. In: Bennett DL, Hrsg. The Control of Hepatitis B: The Role of Prevention in Adolescense. Gower Medical Publishing: London 1991.

21 Maier KP. Hepatitis - Hepatitisfolgen. 3. Aufl. Thieme: Stuttgart, New York 1991.

22 Choo V. Jail for putting patients at risk of hepatitis B. Lancet 1994; 344 (2): 144-151.

23 Strohmeyer G, et al. Therapie der chronischen Virus-Hepatitis mit Alpha-Interferon. Deutsches Ärzteblatt 1993; 90(12): C-562-564.

24 Maruna H. Zur Hepatitis-B-Durchseuchung in den Berufen des Gesundheits- und Fürsorgewesens der Republik Österreich. Arbeitsmed Sozialmed Präventivmed 1990; 25: 71-75.

25 Hofmann F, et al. Zur Hepatitis-B-Gefährdung der Beschäftigten im Gesundheitsdienst. Arbeitsmed Sozialmed Präventivmed 1987; 22: 49-52.

26 Butz M, et al. BK-DOC 81 - Berufskrankheiten-Geschehen. Schriftenreihe des HV d. gewerbl. BG 1982.

27 Butz M, et al. BK-DOC 90 - Berufskrankheiten-Geschehen. Schriftenreihe des HV d. gewerbl. BG 1992.

28 Schreiermann N, Kuwert EK, Remy J. Hepatitis-B-Virus-Durchseuchung des medizinischen Personals in Arztpraxen. Dtsch Med Wochenschr 1985; 110: 180.

29 Chriske HW, Bock HC, Clemens R. Immunantwort auf Nachimpfungen mit einer rekombinanten Hepatitis-B-Vakzine bei Low- und Non-Respondern. ASP 1990, 25. Jg., 9: 421-422.

30 Schoppe WD, Kindler U, Waldorf. HBsAg und Anti HBs bei Krankenhauspersonal. Dtsch Med Wochenschr 1977; 102: 1712.

31 Vogt-Versloot G. An occupational hazard among nurses. In: Kane M, Holleran C, Andre M, Hrsg. Proceedings - European Conference on hepatitis B as an occupational hazard. Genf 1990; 25-29.

32 Hasselhorn HM. Hepatitis-B-Impfung beim medizinischen Personal. MMW-Extrablatt 1994; 117: 1.

33 Clemens R. Prävalenz von Hepatitis A, B und C bei Bewohnern einer Einrichtung für geistig Behinderte. Sozialpädiatrie 1992; 14: 357-364.

34 Illichmann HR, Schmidt W, Plassmann E. Hepatitis-B-Impfung bei Pflegepersonal. Fortschr Med 1990; 22: 425-428.

35 Perrillo RP, et al. Survey of hepatitis B viral markers at a public day school and a residential institution sharing mentally handicapped students. J Infect Dis 1984; 149: 796-800.

36 Remis RS, et al. Hepatitis B infection in a day school for mentally retarded students: transmission from students to staff. Am J Public Health 1987; 77: 1183-1186.

37 Hardman PK, et al. The incidence and prevalence of hepatitis B surface antibody in a dental school population. Oral Surg Oral Med Oral Pathol 1990; 69 (3): 399-402.

38 Schreiermann N, Kuwert EK. Zur Frage der Infektionsgefährdung medizinisch-technischer Assistentinnen durch das Hepatitis-B-Virus. Dtsch Med Wochenschr 1978; 103: 1065.

39 Hamilton JD, et al. Transmission of hepatitis B by a human bite: an occupational hazard. Can Med Assoc J 1976; 115: 439-440.

40 D'Annibali E, et al. Policemen as a risk group for hepatitis B virus infection. International Symposium on Viral Hepatitis and Liver Disease: Houston, Texas 1990; Abstr. 222.

41 Hodgson ES, et al. Hepatitis B perceived risk factors in public sector employees. In: Coursaget P, Tong MJ, Hrsg. Progress in Hepatitis B immunisation. Paris 03.-05.05.1989; 521-522.

42 Chiaramonte M, et al. Hepatitis B virus infection in prisons. A seroepidemiological survey in prisoners and attending staff. J Hyg Epidemiol Microbiol Immunol 1982; 89: 53-58.

43 Gaube J, et al. Hepatitis-A, -B und -C als desmoterische Infektionen. Gesundheitswesen 1993; 55: 246-249.

44 Sefrin P, et al. Neue Risikogruppe: Rettungssanitäter. Münch Med Wochen-schr 1988; (Beilage 66) 130.

45 Valenzuela TD, et al. Occupational exposure to hepatitis B in fire-figther-paramedics. Arch Intern Med 1985; 145: 1976-1977.

46 Chriske HW, et al. Hepatitis-B-Infektionsgefährdung bei Kanal- und Klärwerksarbeitern. Arbeitsmed Sozialmed Präventivmed 1990; 25: 475-477.

47 Steffen R. International Conference on Prospects for Eradication of Hepatitis-B-Virus. Genf 23.-24.02.1989.

48 Piot P. International Conference on Prospects for Eradication of Hepatitis-B-Virus. Genf 23.-24.02.1989.

49 Meheus A. Hepatitis B: a serious sexually transmitted infection. Viral Immunol 1994; 2 (1): 6.

50 Hart G, et al. Risk factors of hepatitis B infection. Int J STD AIDS 1993; 4: 102-106.

51 World Health Organization Features. Genf Schweiz 1992; 152.

52 Alter MJ, et al. Hepatitis B virus transmission between heterosexuals. J Am Med Wom Ass 1986; 256: 1307-1310.

53 Murray-Lyon IM. Strategies for preventing hepatitis B. Q J Med 1989; 71: 277-278.

54 Hess G, Gross G. Sexuelle Übertragung der Hepatitisviren. Hautarzt 1991; 42: 347-349.

55 Alter MJ, et al. The changing epidemiology of hepatitis B in the United States: need for alternative vaccination strategies. J Am Med Wom Ass 1990; 263: 1218-1222.

56 Inaba N, et al. Sexual transmission of hepatitis B surface antigen. Br J Vener Dis 1979; 55: 366-368.

57 Papaevangelou G, et al. Post-exposure hepatitis B vaccination of sexual partners of acute viral hepatitis patients. J Infect 1983: 7 (Supp.): 63-67.

58 Piot P, Goilav C, Kegels E. Hepatitis B: transmission by sexual contact and needle sharing. Vaccine 1990; 8 (Supp.): 37-40.

59 Henrietta MH, et al. Prevention of hepatitis B virus carrier state in infants according to maternal serum levels of HBV DNA. Lancet 1989; 406-410

60 Niesert St, Fritsch U, Schneider J. Hepatitis-B-Screening in der Schwangerschaft und Immunprophylaxe der Neugeborenen. Kinderärztl Prax 1993/94; 46: 273-279.

61 Feist D. Vertikale Transmission und Schutzimpfung gegen Hepatitis B. Monatsschr Kinderheilkd 1987; 135: 455-459.

62 Hülsse C, et al. Untersuchungen zur vertikalen Transmission des Hepatitis-B-Virus. Z Ärztl Fortbild 1990; 84: 203-206.

63 Crovari P, Icardi GC, Bonanni P. Heterosexual transmission of HIV and HBV infection in Genoa, Italy. Abstracts of the 8th Meeting of the International Society for Sexually transmitted Diseases Research. Kopenhagen Dänemark 10.-13.09.1989; 43.

64 Bonanni P. Sharing home with carrier poses hepatitis B danger. Viral Hepatitis-News from the Hepatitis Prevention Board 1994; 2 (1): 8.

65 Laukamm-Josten U, Schönfeld C, Bienzle U. Warum impfen wir nicht häufiger gegen Hepatitis B? Therapiewoche 1990; 40: 2191-2194.

66 Franks AL. Hepatitis B infection among children born in the United States to southeast Asian refugees. N Engl J Med 1989; 321: 1301-1305.

67 HALL AJ. Hepatitis in travellers: epidemiology and prevention. Br Med Bull 1993; 49 (2): 382-393.

68 WYLIE BR. Transfusionsbedingte Infektionen. Diagnose u. Labor 1994; 44 (4): 149-156.

69 GROB P. The significance of hepatitis B infection in patients on hemodialysis or renal transplantation. In: KRUGMAN S, et al. Proceedings of the European Symposium on Hepatitis B. Rahway: New Yersey. Merck Sharp & Dohme Int. 1981; 39-53.

70 SHUSTERMAN N, Singer I. Infectious hepatitis in dialysis patients. Am J Kidney Dis 1987; IX: 447-450

71 Gemeinsame Stellungnahme zum Problem der Übertragung von HIV durch Zahnärzte und Ärzte. Deutsches Ärzteblatt 1991; 88 (33): A-2692-2693.

72 EXNER M. Zur HIV-Übertragung von medizinischem Personal auf Patienten. Hyg + Med 1991; 16: 457-462.

73 CHIARMONTE M, FLOREANI A, NACCARATO R. Hepatitis B virus infection in the elderly: an underestimated problem. Gut 1980; 21: A 443.

74 SZMUNESS W, et al. On the role of sexual behaviour in the spread of hepatitis B infection. Ann Intern Med 1975; 83: 489-495.

75 REINER NE, et al. Asymptomatic rectal mucosal lesions and hepatitis B surface antigen at sites of sexual contact in homosexual men with persistent hepatitis B virus infection. Ann Intern Med 1984; 96: 170-173.

76 OLESKE J, et al. Transmission of hepatitis B in a classroom setting. J Pediatr 1980; 97: 770-772.

77 LASKUS TE, et al. Prevalence of hepatitis B virus markers among Polish urban alcoholics. Infection 1988; 16: 354-357.

78 HOFMANN F. Betriebsarzt im Krankenhaus. Ecomed: Landsberg 1992; 44.

79 ANDRÉ FE. Overview of a 5-year clinical experience with a yeast-derived hepatitis B vaccine. Vaccine 1990; 8 (Supp.): 74-78.

80 Engerix-B - Meeting the challenge of Hepatitis B. SmithKline Beecham Biologicals 1994.

81 Engerix-B - Basis-Information. SmithKline Beecham Pharma GmbH 1993.

82 CROVARI P. Stand der Hepatitis-B-Prävention in Italien. Virus Hepatitis - Aktuelle Nachrichten des Hepatitis Prevention Board; 2 (2): 11.

83 DE LA TORRE J. Stand der Hepatitis-B-Prävention in Spanien. Virus Hepatitis - Aktuelle Nachrichten des Hepatitis Prevention Board; 2 (2): 11.

84 GULLY P. Stand der Hepatitis-B-Prävention in Kanada. Virus Hepatitis - Aktuelle Nachrichten des Hepatitis Prevention Board; 2 (2): 11.

85 SHAPIRO CR. Epidemiology of hepatitis B. Pediatr Infect Dis 1993; 12: 433-437.

11. Stichwortverzeichnis

> **§ 4 Anforderungen an Betriebsärzte**
>
> Der Arbeitgeber darf als Betriebsärzte nur Personen bestellen, die berechtigt sind, den ärztlichen Beruf auszuüben, und die über die zur Erfüllung der ihnen übertragenen Aufgaben erforderliche arbeitsmedizinische Fachkunde verfügen.

ergebnisse zu erfassen und auszuwerten und dem Arbeitgeber Maßnahmen zur Verhütung dieser Erkrankungen vorzuschlagen.

Für den Problemkreis der Hepatitis-B-Infektion kann dieses selbstverständlich die Untersuchung und Darstellung von Hepatitis-B-Infektionsrisiken für Arbeitnehmer sein. Bei Vorliegen solcher beruflicher Infektionsrisiken wäre es Aufgabe des Betriebsarztes, eine Immunisierung gegen Hepatitis B zur Verhütung einer Infektion vorzuschlagen.

7.2 Berufsgenossenschaftliche Vorschriften, Grundsätze und Merkblätter

Aufgrund des § 701 der RVO haben die Berufsgenossenschaften für ihre Mitgliedsunternehmen Vorschriften erlassen, die die Maßnahmen des Unternehmers zum Schutze der Arbeitnehmer gegen Gefahren für Leben und Gesundheit aus der beruflichen Tätigkeit regeln. Zumeist sind diese Unfallverhütungsvorschriften (VBG = Vorschrift der Berufsgenossenschaft) mit Durchführungsanweisungen versehen, die angeben, wie die normierten Schutzziele erreicht werden können. Diese Durchführungsanweisungen enthalten darüber hinaus weitere Erläuterungen zu den Unfallverhütungsvorschriften. Grundsätzlich schließen sie aber andere als die genannten Lösungen nicht aus, wenn diese ebenso sicher für die Erreichung des Schutzzieles sind.

Es muß darauf hingewiesen werden, daß grundsätzlich jede Berufsgenossenschaft eigene Unfallverhütungsvorschriften für ihre Mitglieder erläßt. Die zentralen Unfallverhütungsvorschriften sind zwar bei den verschiedenen Trägern der gesetzlichen Unfallversicherung gleichlautend, es können jedoch auch Unterschiede vorliegen. In Zweifelsfällen ist es deshalb ratsam, das Informationsangebot des zuständigen technischen Aufsichtsdienstes der Berufsgenossenschaften anzunehmen und sich dort über die in dem speziellen Fall zutreffenden Unfallverhütungsvorschriften zu informieren. Auch sollte selbstverständlich die Beratung durch Betriebsärzte und Sicherheitsingenieure genutzt werden.

Tab. 17: Auszug aus dem Arbeitssicherheitsgesetz

§ 3 Aufgaben der Betriebsärzte

(1) Die Betriebsärzte haben die Aufgabe, den Arbeitgeber beim Arbeitsschutz und bei der Unfallverhütung in allen Fragen des Gesundheitsschutzes zu unterstützen. Sie haben insbesondere

1. den Arbeitgeber und die sonst für den Arbeitsschutz und die Unfallverhütung verantwortlichen Personen zu beraten, insbesondere bei
   a) der Planung, Ausführung und Unterhaltung von Betriebsanlagen und von sozialen und sanitären Einrichtungen,
   b) der Beschaffung von technischen Arbeitsmitteln und der Einführung von Arbeitsverfahren und Arbeitsstoffen,
   c) der Auswahl und Erprobung von Körperschutzmitteln,
   d) arbeitsphysiologischen, arbeitspsychologischen und sonstigen ergonomischen sowie arbeitshygienischen Fragen, insbesondere des Arbeitsrhythmus, der Arbeitszeit und der Pausenregelung, der Gestaltung der Arbeitsplätze, des Arbeitsablaufs und der Arbeitsumgebung,
   e) der Organisation der „Ersten Hilfe" im Betrieb,
   f) Fragen des Arbeitsplatzwechsels sowie der Eingliederung und Wiedereingliederung Behinderter in den Arbeitsprozeß,
2. die Arbeitnehmer zu untersuchen, arbeitsmedizinisch zu beurteilen und zu beraten sowie die Untersuchungsergebnisse zu erfassen und auszuwerten,
3. die Durchführung des Arbeitsschutzes und der Unfallverhütung zu beobachten und im Zusammenhang damit
   a) die Arbeitsstätten in regelmäßigen Abständen zu begehen und festgestellte Mängel dem Arbeitgeber oder der sonst für den Arbeitsschutz und die Unfallverhütung verantwortlichen Person mitzuteilen, Maßnahmen zur Beseitigung dieser Mängel vorzuschlagen und auf deren Durchführung hinzuwirken,
   b) auf die Benutzung der Körperschutzmittel zu achten,
   c) Ursachen von arbeitsbedingten Erkrankungen zu untersuchen, die Untersuchungsergebnisse zu erfassen und auszuwerten und dem Arbeitgeber Maßnahmen zur Verhütung dieser Erkrankungen vorzuschlagen,
4. darauf hinzuwirken, daß sich alle im Betrieb Beschäftigten den Anforderungen des Arbeitsschutzes und der Unfallverhütung entsprechend verhalten, insbesondere sie über die Unfall- und Gesundheitsgefahren, denen sie bei der Arbeit ausgesetzt sind, sowie über die Einrichtungen und Maßnahmen zur Abwendung dieser Gefahren zu belehren und bei der Einsatzplanung und Schulung der Helfer in „Erster Hilfe" und des medizinischen Hilfspersonals mitzuwirken.

(2) Die Betriebsärzte haben auf Wunsch des Arbeitsnehmers diesem das Ergebnis arbeitsmedizinischer Untersuchungen mitzuteilen; § 8 Abs. 1 Satz 2 bleibt unberührt.

(3) Zu den Aufgaben der Betriebsärzte gehört es nicht, Krankmeldungen der Arbeitnehmer auf ihre Berechtigung zu überprüfen.

7.2.1 VBG 1 *(Allgemeine Vorschriften)*

In der VBG 1 (Vorschrift der Berufsgenossenschaft 1 - Allgemeine Vorschriften) werden grundsätzliche Forderungen und Maßnahmen zum Arbeits- und Gesundheitsschutz festgelegt. Die VBG 1 ist bei nahezu allen Berufsgenossenschaften gleichlautend. In der VBG 1 wird dem Unternehmer die Pflicht auferlegt, zur Verhütung von Arbeitsunfällen Einrichtungen, Anordnungen und Maßnahmen zu treffen, die den Bestimmungen der Unfallverhütungsvorschrift und den für ihn sonst geltenden Unfallsverhütungsvorschriften und auch den allgemein anerkannten sicherheitstechnischen und arbeitsmedizinischen Regeln entsprechen. Dieses schließt in Zusammenhang mit anderen Vorschriften der Berufsgenossenschaften z.B. die Pflicht ein, bei Kontakt mit infektiösem Material Schutzhandschuhe zur Verfügung zu stellen und auch eine Schutzimpfung kostenfrei anzubieten.

Tab. 18: Auszug aus der VBG 1 (Allgemeine Vorschriften, BGW 10.1991 mit Durchführungsanweisungen)

Allgemeine Anforderungen

§ 2

(1) Der Unternehmer hat zur Verhütung von Arbeitsunfällen Einrichtungen, Anordnungen und Maßnahmen zu treffen, die den Bestimmungen dieser Unfallverhütungsvorschrift und den für ihn sonst geltenden Unfallverhütungsvorschriften und im übrigen den allgemein anerkannten sicherheitstechnischen und arbeitsmedizinischen Regeln entsprechen. Soweit in anderen Rechtsvorschriften, insbesondere in Arbeitsschutzvorschriften, Anforderungen gestellt werden, bleiben diese Vorschriften unberührt.

(2) Technische Erzeugnisse, die nicht den Unfallverhütungsvorschriften entsprechen, dürfen verwendet werden, soweit sie in ihrer Beschaffenheit die gleiche Sicherheit auf andere Weise gewährleisten.

(3) Tritt bei einer Einrichtung ein Mangel auf, durch den für die Versicherten sonst nicht abzuwendende Gefahren entstehen, ist die Einrichtung stillzulegen.

Zu § 2 Abs. 1:

Durchführungsanweisung:

Diese Forderung schließt die Verpflichtung des Unternehmers ein, Einrichtungen in der für den gefahrlosen Arbeitsablauf erforderlichen Ausführung und Anzahl zur Verfügung zu stellen.

Diese Forderung schließt ferner ein, daß der Unternehmer auch die Durchführung aller in Satz 1 enthaltenen Forderungen zu überwachen hat.

Zu den Arbeitsunfällen rechnen auch die Berufskrankheiten; siehe § 551 Reichsversicherungsordnung (RVO).

7.2.2 VBG 100 (Arbeitsmedizinische Vorsorge)

In der VBG 100 wird die spezielle arbeitsmedizinische Vorsorge beim Umgang mit Gefahrstoffen und gefährdenden Tätigkeiten geregelt. Kurz zusammengefaßt wird hier festgelegt, daß der Unternehmer Beschäftigte, die einer besonderen, in dieser oder anderen Vorschriften näher definierten Gefährdung ausgesetzt sind, an diesem Arbeitsplatz oder mit dieser Tätigkeit nur beschäftigen darf, wenn sie fristgerecht Vorsorgeuntersuchungen durch einen ermächtigten Arzt unterzogen worden sind.

Zur Ergänzung der VBG 100 haben die Berufsgenossenschaften die Auswahlkriterien für spezielle arbeitsmedizinische Vorsorgeuntersuchungen nach den Grundsätzen für arbeitsmedizinische Vorsorgeuntersuchungen (ZH1-600) erlassen, in denen Anhaltspunkte für die Auswahl der im Rahmen dieser Vorsorgeuntersuchungen zu untersuchenden Personen aufgelistet sind. Daneben geben die Grundsätze für arbeitsmedizinische Vorsorgeuntersuchungen dem zur Durchführung dieser Untersuchungen ermächtigten (Betriebs-)Arzt Anhaltspunkte für Art und Durchführung der jeweiligen Untersuchung bei verschiedenen Gefährdungen. Für den Bereich der Infektionsgefährdung durch die Hepatitis B hat der „Berufsgenossenschaftliche Grundsatz G 42-3, Infektionskrankheiten, Teil 3: Hepatitis-B-Viren (HBV Fassung 12/1985)" Bedeutung. Auf diesen Grundsatz soll jedoch gesondert eingegangen werden.

Tab. 19: Auszug aus der VBG 100
(Arbeitsmedizinische Vorsorge, BGW 10.1993)

I. Geltungsbereich

§ 1
Geltungsbereich
Diese Unfallverhütungsvorschrift gilt für die spezielle arbeitsmedizinische Vorsorge.

Zu § 1:
Durchführungsanweisung:
Spezielle arbeitsmedizinische Vorsorgeuntersuchungen sind in Rechtsvorschriften angeordnete gezielte Untersuchungen wegen besonderer Gefährdungen am Arbeitsplatz.

II. Gemeinsame Bestimmungen

§ 2
Begriffsbestimmungen

(1) Vorsorgeuntersuchungen im Sinne dieser Unfallverhütungsvorschrift sind
1. arbeitsmedizinische Erstuntersuchungen vor Aufnahme der Tätigkeit,
2. arbeitsmedizinische Nachuntersuchungen während dieser Tätigkeit,
3. arbeitsmedizinische nachgehende Untersuchungen nach Beendigung einer Tätigkeit.

(2) Als Vorsorgeuntersuchungen im Sinne dieser Unfallverhütungsvorschrift gelten auch arbeitsmedizinische Vorsorgeuntersuchungen auf Verlangen des Versicherten (§ 7).

§ 3
Allgemeine Regelungen

(1) Der Unternehmer darf Versicherte,
- an deren Arbeitsplatz die Auslöseschwelle für die in Anlage 1 aufgeführten Gefahrstoffe überschritten wird
  oder
- an deren Arbeitsplatz die Auslöseschwelle bei Umgang mit solchen Gefahrstoffen überschritten wird, von denen aufgrund neuer gesicherter wissenschaftlicher Erkenntnisse die Senatskommission zur Prüfung gesundheitsschädlicher Arbeitsstoffe der Deutschen Forschungsgemeinschaft festgestellt hat, daß sie krebserzeugend sind, oder die der Hersteller oder Einführer als solche gekennzeichnet hat, oder
- bei denen die Auswahlkriterien für die in Anlage 1 aufgeführten gefährdenden Tätigkeiten erfüllt sind,
  oder
- für die eine Vorsorgeuntersuchung von der Berufsgenossenschaft im Einzelfall angeordnet worden ist,

an diesem Arbeitsplatz oder mit dieser Tätigkeit nur beschäftigen, wenn sie fristgerecht Vorsorgeuntersuchungen durch einen ermächtigten Arzt unterzogen worden sind.

(2) Der Unternehmer hat die Vorsorgeuntersuchungen zu veranlassen und die Kosten zu tragen, soweit dies nicht von der Berufsgenossenschaft übernommen wird.

(3) Das Benutzen von persönlichen Schutzausrüstungen befreit nicht von der Verpflichtung nach Absatz 1.

(4) Der Unternehmer hat dem ermächtigten Arzt auf Verlangen die zur Durchführung der Vorsorgeuntersuchungen erforderlichen Auskünfte über die Arbeitsplatzverhältnisse zu erteilen und eine Besichtigung des Arbeitsplatzes zu ermöglichen.

(5) Der Unternehmer hat der Berufsgenossenschaft jährlich auf Verlangen die Anzahl der für Vorsorgeuntersuchungen erfaßten Versicherten mitzuteilen. Er hat der Berufsgenossenschaft auf Verlangen darzulegen, daß die Gefährdung weder durch Ersatz der Gefahrstoffe noch durch technische Maßnahmen gänzlich vermieden oder verringert werden kann.

(6) Solange der Unternehmer nicht selber dafür sorgt, daß die erforderlichen Untersuchungen von einem ermächtigten Arzt durchgeführt werden, kann die Berufsgenossenschaft diese Untersuchungen veranlassen. Der Unternehmer hat der Berufsgenossenschaft die hierfür erforderlichen Angaben zu übermitteln. Absatz 2 bleibt unberührt.

§ 4

Erstuntersuchung

Der Unternehmer hat dafür zu sorgen, daß die Erstuntersuchung vor Beginn der Tätigkeit durchgeführt wird. Die Erstuntersuchung darf nicht länger als 12 Wochen zurückliegen.

Zu § 4:

Durchführungsanweisung:

Eine Erstuntersuchung kann auch bei veränderten Arbeitsplatzbedingungen an demselben Arbeitsplatz oder bei Wechsel des Arbeitsplatzes innerhalb des Betriebes erforderlich sein.

Die 12-Wochenfrist dient dem Zweck, einen möglichst aktuellen Untersuchungsbefund für die Beurteilung zu gewährleisten.

§ 5

Nachuntersuchungen

(1) Der Unternehmer hat dafür zu sorgen, daß Nachuntersuchungen innerhalb von 6 Wochen vor Ablauf der Nachuntersuchungsfrist durchgeführt werden. Die Frist für die Nachuntersuchung beginnt mit dem Zeitpunkt der letzten Vorsorgeuntersuchung.

(2) Ist für die Nachuntersuchung keine bestimmte Frist, sondern eine Zeitspanne festgelegt, so ist die Nachuntersuchung spätestens zu dem Zeitpunkt durchzuführen, den der ermächtigte Arzt je nach Arbeitsbedingungen und Gesundheitszustand des Versicherten bestimmt hat.

(3) Abweichend von Absatz 1 und 2 ist eine Nachuntersuchung vorzeitig zu veranlassen, wenn

1. eine Bescheinigung über eine Vorsorgeuntersuchung nach § 9 befristet oder unter einer entsprechenden Bedingung erteilt worden ist
oder

2. eine Erkrankung oder eine körperliche Beeinträchtigung eine vorzeitige Nachuntersuchung angezeigt erscheinen läßt.

7.2.3 *Berufsgenossenschaftlicher Grundsatz für arbeitsmedizinische Vorsorgeuntersuchungen G 42, Infektionskrankheiten, Teil 3: Hepatitis-B-Viren*

In dem vorgenannten Grundsatz werden Anhaltspunkte für gezielte arbeitsmedizinische Vorsorgeuntersuchungen gegeben, um Erkrankungen, die durch Hepatitis-B-Viren entstehen können, zu verhindern oder frühzeitig zu erkennen. Ferner werden Hinweise für den ermächtigten Arzt über Art und Umfang der jeweiligen Vorsorgeuntersuchungen gegeben. Im Rahmen der Untersuchung ist neben der Bestimmung der serologischen Marker auch die Kontrolle des Impfschutzes vorgesehen. In den Kapiteln 6.3 und 6.4 erhält der ermächtigte Arzt Hinweise zur aktiven Immunisierung sowie zur Beurteilung des Impferfolges.

Tab. 20: **Auszug aus der VBG 100 (Gefahrstoffe und gefährdende Tätigkeiten)**

Gefahrstoffe und gefährdende Tätigkeiten	Nachuntersuchungsfristen (in Monaten)		Nachgehende Untersuchungen (in Monaten)
	erste Nachuntersuchung	weitere Nachuntersuchungen	
Dimethylcarbamoylchlorid	≤ 60	≤ 60	≤ 60
3,3'-Dimethyl-4,4'-diaminodiphenylmethan	6 - 9	6 - 12	≤ 60
N,N-Dimethylhydrazin	≤ 60	≤ 60	≤ 60
1,2 Dimethylhydrazin	≤ 60	≤ 60	≤ 60
Dimethylnitrosamin (N-Nitrosodimethylamin)	≤ 60	≤ 60	≤ 60
Dimethylsulfamoylchlorid	≤ 60	≤ 60	≤ 60
Dimethylsulfat	≤ 60	≤ 60	≤ 60
2,6-Dinitrotoluol	6 - 9	9 - 12	≤ 60
Eichenholzstaub	≤ 60	≤ 60	≤ 60
Epichlorhydrin	siehe 1-Chlor-2,3-Epoxipropan		
1,2-Epoxybutan (1,2-Butylenoxid)	≤ 60	≤ 60	≤ 60
1,2-Epoxypropan (1,2-Propylenoxid)	≤ 60	≤ 60	≤ 60
Ethylcarbamat	≤ 60	≤ 60	≤ 60
Ethylendibromid	siehe 1,2-Dibromethan		
Ethylenchlorid	siehe 1,2-Dichlorethan		
Ethylenimin	≤ 60	≤ 60	≤ 60
Ethylenoxid	≤ 60	≤ 60	≤ 60
Fluor und seine anorganischen Verbindungen	12	12	-
Hexamethylphosphorsäuretriamid	≤ 60	≤ 60	≤ 60
HITZEARBEITEN			
Personen bis 50 Jahre	60	60	-
Personen über 50 Jahre	24	24	-
Hydrazin	≤ 60	≤ 60	≤ 60
Tätigkeiten mit INFEKTIONSGEFÄHRDUNG	**12**	**36**	**-**
Iodmethan (Methyliodid)	≤ 60	≤ 60	-
IONISIERENDE STRAHLUNG			Nachgehende Untersuchungen sind nur auf Verlangen der Berufsgenossenschaften erforderlich: ≤ 60

Auch auf die Frage einer notwendigen passiven Immunisierung als ereignis-bezogene prophylaktische Maßnahme wird eingegangen.

7.2.4 VBG 103 (Gesundheitsdienst)

Die Berufsgenossenschaft für Gesundheitsdienst und Wohlfahrtspflege regelt mit der VBG 103 Maßnahmen für Unternehmen oder Teile von Unternehmen, die Aufgaben im Gesundheitsdienst, aber auch im Rettungs- und Krankentransport, in der Hauskrankenpflege oder in veterinärmedizinischen Bereichen ausführen. Die VBG 103 ist nicht gültig für Ersthelfer, für Personen, die nur Hör- und Sehfähigkeit feststellen oder für Unternehmen, die Körperpflege betreiben. Eine genauere Übersicht über den Geltungsbereich der VBG 103 gibt nachfolgendes Schema.

Tab. 21: Geltungsbereich VBG 103

§ 1.
(1) Diese Unfallverhütungsvorschrift gilt für Unternehmen und Teile von Unternehmen, in denen bestimmungsgemäß
1. Menschen stationär medizinisch untersucht, behandelt oder gepflegt werden,
2. Menschen ambulant medizinisch untersucht oder behandelt werden,
3. Körpergewebe, -flüssigkeiten und -ausscheidungen von Menschen oder Tieren untersucht oder Arbeiten mit Krankheitserregern ausgeführt werden,
4. infektiöse oder infektionsverdächtige Gegenstände und Stoffe desinfiziert werden,
5. Tiere veterinärmedizinisch untersucht oder behandelt werden.

(2) Diese Unfallverhütungsvorschrift gilt auch für Unternehmen oder Teile von Unternehmen, die bestimmungsgemäß
1. Rettungs- und Krankentransporte ausführen,
2. Hauskrankenpflege durchführen.

(3) Diese Unfallverhütungsvorschrift gilt nicht für
1. Ersthelfer, soweit sie nicht in Unternehmen und Teilen von Unternehmen nach § 1 Abs. 2 Nr. 1 eingesetzt werden,
2. Personen, die nur die Hör- und Sehfähigkeiten feststellen, soweit sie nicht in Unternehmen oder Teilen von Unternehmen nach § 1 Abs. 1 Nr. 1 beschäftigt werden,
3. Unternehmen, die Körperpflege betreiben.

Neben zahlreichen Vorschriften über Desinfektionsmaßnahmen, Schutzkleidung, Hygiene, Reinigung und Desinfektion von Arbeitsbereichen, Verhalten bei über-tragbaren Erkrankungen und vielem mehr geht die VBG 103 im § 4 auf die

Immunisierung (Schutzimpfung) ein. Es wird klar dargestellt, daß der Unternehmer nicht nur im Einvernehmen mit dem Arzt die gebotenen Maßnahmen zur Immunisierung festzulegen, sondern auch die Pflicht hat, die Beschäftigten in für sie verständlicher Form über die für sie in Frage kommenden Schutzimpfungen bei Aufnahme der Tätigkeit zu informieren. Ebenfalls ist festgelegt, daß die Schutzimpfung für die Beschäftigten kostenlos zu ermöglichen ist.

Tab. 22: Auszug aus VBG 103 § 4

Immunisierung

§ 4.
Der Unternehmer hat sicherzustellen, daß die Beschäftigten über die für sie in Frage kommenden Maßnahmen zur Immunisierung bei Aufnahme der Tätigkeit und bei gegebener Veranlassung unterrichtet werden. Die im Einzelfall gebotenen Maßnahmen zur Immunisierung sind im Einvernehmen mit dem Arzt, der die arbeitsmedizinischen Vorsorgeuntersuchungen durchführt, festzulegen. Die Immunisierung ist für die Beschäftigten kostenlos zu ermöglichen.

7.2.5 Merkblatt M 613
(Aktive Immunisierung gegen Hepatitis B)

Die wichtigsten Fragen zur Schutzimpfung gegen Hepatitis B aufgrund beruflicher Gefährdungen im Gesundheitsdienst werden in dem Merkblatt der Berufsgenossenschaft für Gesundheitsdienst und Wohlfahrtspflege M 613, das gemeinsam mit dem Bundesverband der Versicherungsträger der öffentlichen Hand (BAGUV) herausgegeben wurde, zusammengefaßt. Neben Angaben über die Hepatitis B als Berufskrankheit, Infektionsquellen und Infektionswege sowie Hinweisen auf gefährdete Personengruppen werden auch interessante Ausführungen über die aktive Schutzimpfung, Impfkosten und nicht zuletzt auch zum Versicherungsschutz des Beschäftigten im Rahmen einer Hepatitis-B-Impfung gemacht.

Tab. 23: **Auszug aus Merkblatt M 613**
(Aktive Immunisierung gegen Hepatitis B)

Die Unfallverhütungsvorschrift „Gesundheitsdienst" (VGB 103/GUV 8.1) verpflichtet daher den Unternehmer

- sicherzustellen, daß die Beschäftigten über die für sie in Frage kommenden Immunisierungsmaßnahmen in verständlicher Form unterrichtet werden
- im Einvernehmen mit dem Arzt, der die arbeitsmedizinischen Vorsorgeunter-suchungen durchführt, festzulegen, welche Impfungen im Einzelfall geboten sind und
- bei gegebener Indikation (Personenkreis, Expositionssituation) die Impfungen kostenlos anzubieten.

Es gilt der Rechtsgrundsatz, daß Immunprophylaxen, wie alle vorbeugenden Maßnah-men zur Verhütung von Arbeitsunfällen und Berufskrankheiten, zu Lasten des Unterneh-mers gehen.
Für die passive Immunisierung kommt eine Kostenübernahme nur in Betracht, sofern die vom Träger der gesetzlichen Unfallversicherung festgelegten Kriterien erfüllt sind. Dies gilt auch für eine Simultanimpfung.
Falls durch eine Impfung, die aufgrund der Unfallverhütungsvorschrift durchgeführt wurde, ein Impfschaden entsteht, gewährt der Träger der gesetzlichen Unfallversiche-rung dafür Leistungen wie bei einem Arbeitsunfall.

7.2.6 Weitere berufsgenossenschaftliche Merkblätter

Empfehlungen über durchzuführende Schutzimpfungen gegen Hepatitis B bei Vorliegen von beruflichen Gefährdungen geben ebenfalls andere Merkblätter der Berufsgenossenschaft für Gesundheitsdienst und Wohlfahrtspflege, wie z.B. die Merkblätter M 618: arbeitsmedizinische Vorsorgeuntersuchungen im Gesund-heitsdienst - Hauskrankenpflege - und M 619: arbeitsmedizinische Vorsorge-untersuchungen im Gesundheitsdienst - Altenpflegeheime.

7.3 Das Berufskrankheitenrecht

Im Sozialrecht ist eine Berufskrankheit eine in der Anlage 1 RVO bezeichnete Erkrankung, die ein Versicherter bei einer in den §§ 539, 540, 543-545 der RVO genannten Tätigkeit erleidet. Es handelt sich also um einen versicherungs-rechtlichen Begriff, der häufig nicht mit der Wortbedeutung, wie sie im allgemei-nen Verständnis vorliegt, übereinstimmt. Zwar erlaubt die sogenannte Öffnungs-klausel eine Entschädigung auch von anderen Erkrankungen als denen in der

Berufskrankheitenliste aufgeführten, jedoch müssen neuere wissenschaftliche Erkenntnisse, die bei der Festlegung der gültigen Liste noch nicht berücksichtigt werden konnten, dieses begründen.

Die Hepatitis B wird als Berufskrankheit nach Punkt 3101 entschädigt, wenn der Versicherte im Gesundheitsdienst, in der Wohlfahrtspflege oder in einem Laboratorium tätig oder durch eine andere Tätigkeit der Infektionsgefahr in ähnlichem Maße besonders ausgesetzt war. Für den Bereich des Gesundheitsdienstes bedeutet dies in der Praxis, daß eine Hepatitis-B-Gefährdung zumindest bei allen Tätigkeiten mit erhöhtem Infektionsrisiko angenommen wird, so daß kein Nachweis mehr über die konkrete Infektionssituation geführt werden muß. Die Anerkennung der Hepatitis B als Berufserkrankung außerhalb des Gesundheitsdienstes gestaltet sich in der Regel problematischer. Hier ist es meist notwendig, einen konkreten Nachweis über ein erhöhtes Infektionsrisiko oder eine konkrete Infektionssituation zu führen.

7.4   EU-Richtlinien

Für die Schutzimpfung gegen eine Hepatitis-B-Infektion bei beruflicher Gefährdung macht die Richtlinie des Rates der Europäischen Gemeinschaft vom 26.11.1990 über den Schutz der Arbeitnehmer gegen Gefährdung durch biologische Arbeitsstoffe bei der Arbeit (90-679-EWG) mit ihrer Änderung vom 12.10.1993 (93-88 EWG) wesentliche Vorgaben.

Ziel der Richtlinien des Rates ist es, die Verbesserung der Arbeitsumwelt zu fördern, damit ein höheres Niveau an Sicherheit und Gesundheitsschutz für die Arbeitnehmer gewährleistet wird. Der Gesundheitsschutz ist nicht auf Arbeitnehmer bestimmter Berufsgruppen beschränkt, sondern umfaßt alle Arbeitnehmer, die einer realen Gefährdung unterliegen.

Die Hepatitis B ist in der Liste der pathogenen Erreger in die Gruppe 3 eingestuft worden. Hierbei handelt es sich um biologische Arbeitsstoffe, die eine schwere Krankheit beim Menschen hervorrufen und eine ernste Gefahr für Arbeitnehmer darstellen können; die Gefahr einer Verbreitung in der Bevölkerung kann bestehen, doch ist normalerweise eine wirksame Vorbeugung oder Behandlung möglich. Die Einstufung ist mit den Hinweisen versehen, daß ein wirksamer Impfschutz verfügbar ist, und daß die Verzeichnisse der gegenüber biologischen Arbeitsstoffen exponierten Arbeitnehmer länger als zehn Jahre nach dem Ende der letzten bekannten Exposition aufzubewahren sind.

Es ist hier ergänzend zu bemerken, daß bei der Einstufung in die Gruppe 3 zwar die Tatsache stimmt, daß eine wirksame Vorbeugung gegen eine Hepatitis B besteht, insbesondere durch die Schutzimpfung, nach heutigen wissenschaftlichen Erkenntnissen jedoch keine sichere kurative Behandlung möglich ist. In den Artikeln 3 und 14 sowie im Anhang VII wird sowohl die Verpflichtung zur Ermittlung und Abschätzung der Risiken als auch die Durchführung der Schutzimpfung bei den betroffenen Arbeitnehmern festgelegt.

Tab. 24: EWG-Richtlinie 93/88 Artikel 3, 2a+b sowie 14.3 und Anhang 7

Artikel 2
Definitionen

Im Sinne dieser Richtlinie
a) sind biologische Arbeitsstoffe Mikroorganismen, einschließlich genetisch veränderter
    Mikroorganismen, Zellkulturen und Humanendoparasiten, die Infektionen, Allergien
    oder toxische Wirkungen hervorrufen könnten;
b) sind Mikroorganismen alle zellulären oder nichtzellulären mikrobiologischen
    Einheiten, die zur Vermehrung oder zur Weitergabe von genetischem Material fähig
    sind.

Artikel 3
Anwendungsbereich - Ermittlung und Abschätzung der Risiken

(1) Diese Richtlinie gilt für Tätigkeiten, bei denen Arbeitnehmer im Rahmen der
    Ausübung ihres Berufes biologischen Arbeitsstoffen ausgesetzt sind bzw. ausgesetzt
    sein können.

(2) a) Für jede Tätigkeit, bei der eine Exposition gegenüber biologischen
        Arbeitsstoffen auftreten kann, müssen die Art, das Ausmaß und die Dauer der
        Exposition der Arbeitnehmer ermittelt werden, damit alle Risiken für die Sicher-
        heit oder die Gesundheit der Arbeitnehmer abgeschätzt und entsprechende
        Maßnahmen festgelegt werden können.
    b) Bei Tätigkeiten, die mit einer Exposition gegenüber mehreren Gruppen biologi-
        scher Arbeitsstoffe verbunden sind, werden die Risiken ausgehend von der Gefahr
        abgeschätzt, die von allen gefährlichen Arbeitsstoffen ausgeht, gegenüber denen
        eine Exposition stattfindet.

Artikel 14
Gesundheitsüberwachung

(3) Bei der Abschätzung nach Artikel 3 sollte festgestellt werden, für welche Arbeitneh-
    mer besondere Schutzmaßnahmen erforderlich sein können.
    Erforderlichenfalls sollten denjenigen Arbeitnehmern, die gegen den biologischen
    Arbeitsstoff, dem sie ausgesetzt sind bzw. möglicherweise ausgesetzt werden, noch
    nicht immun sind, wirksame Impfstoffe zur Verfügung gestellt werden.

Bei der Bereitstellung von Impfstoffen sollten die Arbeitgeber die empfohlenen
Verhaltensregeln in Anhang VII berücksichtigen.
Stellt sich heraus, daß sich ein Arbeitnehmer eine Infektion und/oder Krankheit
zugezogen hat, die auf eine Exposition zurückzuführen sein könnte, so bietet der Arzt
oder die Behörde, der bzw. die für die Gesundheitsüberwachung zuständig ist, anderen
in derselben Art exponierten Arbeitnehmern eine derartige Gesundheitsüberwachung an.
In diesem Fall ist eine Neubewertung des Expositionsrisikos gemäß Artikel 3 vorzunehmen.

Anhang VII
Empfohlene Verhaltensregeln bei Impfung
(Artikel 14 Absatz 3)

1. Stellt sich bei der Abschätzung gemäß Artikel 3 Absatz 2 heraus, daß ein Risiko für
    die Sicherheit oder Gesundheit der Arbeitnehmer aufgrund der Exposition gegenüber
    biologischen Arbeitsstoffen besteht, gegen die es wirksame Impfstoffe gibt, so bieten
    die Arbeitgeber den betreffenden Arbeitnehmern die Impfung an.

2. Die Impfung wird gemäß den einzelstaatlichen Rechtsvorschriften und/oder
    Gepflogenheiten durchgeführt.

    Die Arbeitnehmer werden über die Vor- und Nachteile der Impfung bzw. der
    Nichtimpfung unterrichtet.

3. Die Impfung darf den Arbeitnehmern keine Kosten verursachen.

4. Es kann ein Impfschein ausgestellt werden, der dem betreffenden Arbeitnehmer
    sowie, auf Antrag, den zuständigen Behörden ausgehändigt wird.

7.5   Das Bundesseuchengesetz

Die Hepatitis B gehört zur Gruppe der übertragbaren Erkrankungen, die nach dem
Bundesseuchengesetz meldepflichtig sind. Zur Meldung verpflichtet sind der oder
die behandelnden Ärzte, ggf. aber auch eine Hebamme, andere mit der Behandlung
und Pflege beauftragte Personen oder auch Leiter von Pflegeanstalten, Justizvollzugsanstalten, Heimen, Lagern, Sammelunterkünften und ähnlichen Einrichtungen. Die Meldung muß bei nachgewiesener Erkrankung binnen 24 Stunden
nach Kenntnis an das für den Wohnort der erkrankten Person zuständige Gesundheitsamt erfolgen.

8. Neue universelle Impfstrategien gegen die Hepatitis B

In Ländern mit niedriger Prävalenz für Hepatitis B wie der Bundesrepublik Deutschland hat die konsequente Schutzimpfung von Risikogruppen, wie sie in diesem Buch dargestellt und dringend empfohlen wird, eine wesentliche Bedeutung bei der Bekämpfung der Hepatitis B. Nahezu alle Experten sind sich aber darüber einig, daß mit einer allein auf die Risikogruppen beschränkten Impfstrategie die Ausbreitung der Hepatitis B in der Allgemeinbevölkerung nicht verhindert werden kann. Dies gilt natürlich insbesondere für Länder mit mittlerer oder hoher Prävalenz der Hepatitis B. Aber auch in den europäischen oder nordamerikanischen Staaten dürfte die Hepatitis B mit allein auf Risikogruppen bezogenen Impfaktionen nicht auszurotten sein. Zum einen muß davon ausgegangen werden, daß bestimmte Hochrisikogruppen, wie z.B. die i.v. Drogenabhängigen, nie vollständig für eine Impfstrategie erreichbar sein werden und somit weiter ein Reservoir für die Hepatitis-B-Infektionen bilden. Zum anderen bewirkt die hohe Mobilität der Bevölkerung (Urlaubs- und Geschäftsreisen, Migrationsbewegungen) z.T. intensive Kontakte zu Personen aus Hochendemieländern.

Nahezu alle Experten sind sich deshalb einig, daß neben der Immunisierung von Hochrisikogruppen parallel universelle Impfstrategien durchgeführt werden müssen, um die Ausbreitung von Hepatitis B zu stoppen und die Erkrankung möglicherweise sogar auszurotten.

Entsprechend dieser Erkenntnis hat die WHO bereits 1992 empfohlen, die Hepatitis-B-Schutzimpfung in Ländern mit einer Prävalenz von 8 % oder höher bis 1995 und in allen übrigen Ländern bis spätestens 1997 in die nationalen Immunisierungsprogramme zu integrieren.

Bei einer Virusträgerprävalenz von 2 % oder höher wurde als wirksamste Strategie die Aufnahme der Hepatitis-B-Impfung in die routinemäßigen Kinderschutzimpfprogramme angesehen. Für Länder mit niedriger Durchseuchungsrate sollte die Immunisierung aller Heranwachsenden als Ergänzung oder Alternative zur Säuglingsschutzimpfung in Betracht gezogen werden. Zumindest aber sollten ein generelles Hepatitis-B-Screening bei Schwangeren durchgeführt (in Deutschland seit 1994 empfohlen) und die Kinder von Hepatitis-B-infizierten Müttern geimpft

werden. Diese Empfehlungen wurden durch die Generalversammlung des Welt-
ärztebundes ebenfalls noch im Jahr 1992 bekräftigt [60].

Geplante oder bereits institutionalisierte universelle Impfstrategien gegen die
Hepatitis B ersetzen jedoch nicht die konsequente Impfung von Hochrisikogruppen. Selbstverständlich müssen Personen mit individuell hohem Risiko auch
individuell immunisiert werden. Denn selbst eine konsequente Impfung aller
Säuglinge mit erhöhtem Hepatitis-B-Risiko und eine gleichzeitige Impfung aller
Heranwachsenden vor der Geschlechtsreife würde erst Jahrzehnte nach Einführung zu einem deutlichen Rückgang der Erkankungshäufigkeit führen und erst
nach und nach auch die Hochrisikogruppen erfassen. Auf diesem Wege könnte die
Zahl der Hochrisikoträger, die individuell geimpft werden müßten, langsam
verringert werden.

Mehrere europäische und nordamerikanische Länder haben sich bereits entschlos-
sen, der WHO-Empfehlung zu folgen und die Hepatitis-B-Schutzimpfung in ihre
nationalen Impfprogramme zu integrieren bzw. Massenschutzimpfungen in der
Allgemeinbevölkerung durchzuführen. In anderen Ländern ist es notwendig, in
der Bevölkerung und insbesondere bei Politikern, weiter über die Gefahren der
Ausbreitung der Hepatitis-B-Erkrankung und über die effektiven Präventi-
onsmöglichkeiten durch universelle Impfprogramme aufzuklären und damit
Überzeugungsarbeit zu leisten. Die Zurückhaltung gerade bei Politikern in Ländern mit niedriger Durchseuchungsrate dürfte im wesentlichen darauf zurückzuführen sein, daß solche universellen Impfstrategien zwar die große Chance bieten,
die Hepatitis B weltweit auszurotten, aber erst nach Ablauf vieler Jahre greifbare
Erfolge zeigen.

Beispielhaft kann aber an einigen Ländern gezeigt werden, wie es möglich ist, die
Hepatitis-B-Schutzimpfung in die nationalen Impfprogramme zu integrieren, und
wie bereits erste Erfolge sichtbar werden.

Italien:

In Italien ist die Hepatitis-B-Schutzimpfung seit 1992 für alle Säuglinge und
Heranwachsenden im Alter von zwölf Jahren gesetzlich vorgeschrieben. Wenn in
etwa zehn Jahren alle laufenden Jahrgänge immunisiert worden sind, soll nur noch
die Säuglingsimpfung beibehalten und bei den 12jährigen lediglich eine Auffrischimpfung durchgeführt werden. Zu diesem Zeitpunkt sollen alle Italiener, die
24 Jahre oder jünger sind, effektiv gegen Hepatitis B geschützt sein.

Auch in der Praxis zeigte sich das italienische Programm als von Beginn an sehr
erfolgreich. So wurden bei Säuglingen bereits im ersten Jahr, je nach Region,
Durchimpfungsraten von 61-92 % erreicht. Mit ein Grund für diesen erfolgreichen
Beginn des Hepatitis-B-Impfprogrammes in Italien dürfte neben einem gut funk-

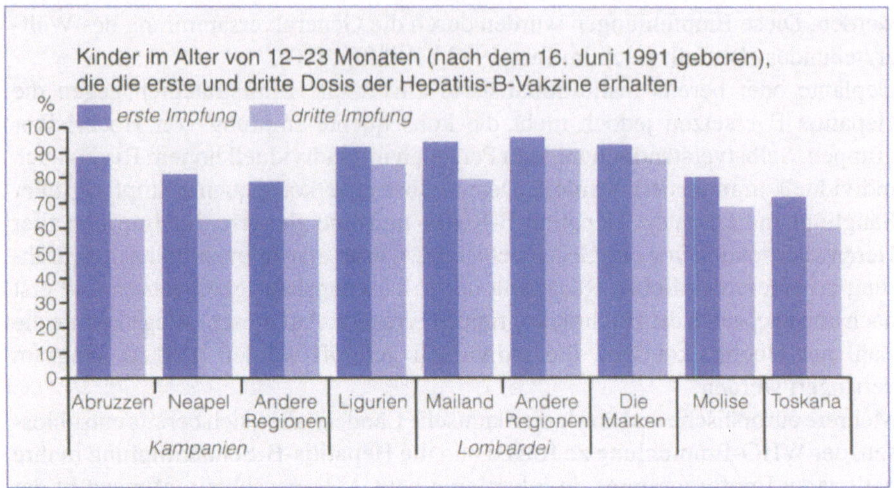

Abb. 11: Durchimpfungsraten von Kleinkindern in Italien [82]

tionierenden Gesundheitsdienst die intensive Information sowohl von Angehörigen medizinischer Berufe als auch der Allgemeinbevölkerung sein. Zudem ist das Impfverfahren unkompliziert (Schulimpfungen!) und läßt keine bürokratischen oder organisatorischen Hürden entstehen [82].

Spanien:

In Spanien liegt die Verantwortung für die Durchführung von Immunisierungsprogrammen in der Hand der autonomen Regionen. Auf die Empfehlung der WHO, bis 1997 die Hepatitis-B-Schutzimpfung in nationale Impfprogramme einzugliedern, reagierte sowohl der nationale Gesundheitsrat Spaniens wie auch der Impfberatungsausschuß der Regionen mit der Empfehlung, baldmöglichst entsprechende Programme in den Regionen einzuführen.

Bereits zuvor hatte die Region Katalonien 1991 die Schutzimpfung aller Heranwachsenden im Alter von zwölf Jahren begonnen. In weniger als einem Jahr konnte eine Durchimpfungsrate von 85 % erzielt werden. Ende 1992 schlossen sich sechs weitere Regionen Spaniens diesem Vorgehen an. Hier konnten bisher Durchimpfungsraten bei Heranwachsenden zwischen 75 und 95 % erzielt werden.

Bis zum Ende des Jahres 1994 werden wahrscheinlich weitere sechs Regionen ein Hepatitis-B-Impfprogramm einführen. Einige Regionen haben bereits zusätzlich zu der Immunisierung Heranwachsender mit der parallelen Säuglingsimpfung begonnen.

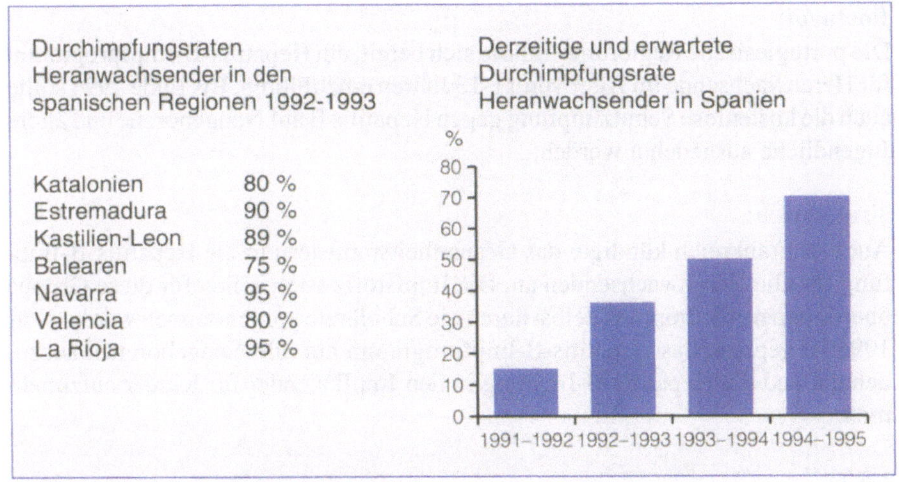

Abb. 12: Durchimpfungsrate Heranwachsender in Spanien [83]

Das Hepatitis-B-Impfprogramm in Spanien wird insbesondere durch das Schulgesundheitssystem getragen. Diese Anbindung hat sicher zu den erfreulich hohen Durchimpfungsraten gerade bei Heranwachsenden geführt, die ansonsten oft nur selten unter ärztlicher Kontrolle stehen [83].

Kanada:

Auch in Kanada sind die jeweiligen Provinzen Träger der Impfprogramme gegen die Hepatitis B. Eine Vorreiterrolle spielte British Columbia, das bereits frühzeitig ein Hepatitis-B-Impfprogramm für Heranwachsende im Alter von elf Jahren einführte. Bis zum Ende des Jahres 1994 wollten die Provinzen Quebec, Ontario und Alberta diesem Beispiel folgen und gleichartige Impfstrategien in ihre Impfprogramme für Heranwachsende einführen. Mit dieser Maßnahme dürften etwa 80 % der Heranwachsenden in Kanada einen Impfschutz gegen die Hepatitis B erhalten.

In Kanada werden die Impfungen von Mitarbeitern des öffentlichen Gesundheitsdienstes in Schulen durchgeführt. Diese Vorgehensweise führte zu einem raschen Erfolg der Programme.

Damit wird Kanada die Zielsetzungen der WHO wahrscheinlich noch übertreffen, obwohl die Einführung von Hepatitis-B-Impfprogrammen zunächst auf politische Widerstände stieß, die auf Finanzierungsprobleme bei der z.Zt. herrschenden wirtschaftlichen Rezession zurückzuführen waren [84].

Portugal:

Die portugiesische Regierung erklärte sich bereit, ein Hepatitis-B-Impfprogramm für Heranwachsende im Alter von 11-13 Jahren einzuführen. Bis Ende 1994 sollte auch die kostenlose Schutzimpfung gegen Hepatitis B auf Neugeborene und ältere Jugendliche ausgedehnt werden.

Frankreich:

Auch in Frankreich kündigte das Gesundheitsministerium die Hepatitis-B-Impfung für alle Heranwachsenden an. Die Impfstoffkosten sollen für diese Gruppe übernommen, die Impfung selbst durch die Schulärzte vorgenommen werden. Für 1995 ist geplant, das Hepatitis-B-Impfprogramm auf alle Neugeborenen auszudehnen und die Hepatitis-B-Impfung in den Impfkalender für Kinder aufzunehmen.

USA:

In den Vereinigten Staaten wurde die kostenlose Hepatitis-B-Impfung für Säuglinge oder Heranwachsende bisher leider nicht eingeführt. Wichtigster Grund dürften die Kosten eines solchen Impfprogrammes und die Struktur des amerikanischen öffentlichen Gesundheitswesens sein. Um trotzdem eine Erhöhung der Impfraten von Heranwachsenden zu erreichen, ist geplant, die Hepatitis-B-Impfung als Voraussetzung für den Besuch eines College vorzuschreiben. Damit würde die Hepatitis B in das bereits bestehende Schulimpfungs- und Impfnachweissystem von Kinderkrankheiten einbezogen, in dessen Rahmen bereits heute viele Kinder in den USA durch Impfzeugnisse bestimmte Impfungen vor Beginn des Schulbesuches nachweisen müssen.

Deutschland:

Eine universelle Impfstrategie gegen die Hepatitis B existiert in Deutschland bisher nicht. Interessant ist in diesem Zusammenhang die unterschiedliche Bewertung des Problems, z.B. im Vergleich zu Italien. In beiden Ländern ist die Inzidenz der Hepatitis B (nach gemeldeten Fällen!) annähernd gleich hoch, die Häufigkeit von Hepatitis-B-Fällen beträgt etwa 6 auf 100.000 Einwohner pro Jahr. Während Italien aber mit der Einführung eines breiten Impfsystemes den politischen Willen dokumentierte, durch fortlaufende Schutzimpfungen die Hepatitis B möglichst auszurotten, sind sich die deutsche Öffentlichkeit und die verantwortlichen Politiker offensichtlich nicht über die Risiken der Hepatitis-B-Infektion im klaren. Es scheint, daß ungenügende Informationen über die Möglichkeiten einer breit angelegten Strategie einen Fortschritt in dieser Angelegenheit bisher verhindert haben.

Es sei hier nur erwähnt, daß die Hepatitis B immerhin die einzige Geschlechtskrankheit ist, gegen die eine effektive Impfmöglichkeit existiert. Es wäre wünschenswert, daß durch verstärkte Information und Überzeugungsarbeit in Deutschland ein Impfprogramm, ähnlich wie in Italien, etabliert werden könnte.

9. Glossar

Antigen
chemische Substanz oder Verbindung, die Zellen des Immunsystems (Abwehrsystem) zur Bildung von ↑ Antikörpern anregt. Beispiel: Die Antigene eines Impfstoffs bewirken die Bildung von ↑Antikörpern

Antikörper
von Zellen des Immunsystems (Abwehrsystem) gebildete Abwehrstoffe von Infektionserregern und anderen schädlichen Substanzen (↑ Antigene)

Augensklera
Augenlederhaut ("Augenweiß), verfärbt sich gelblich bei ↑ Gelbsucht

Booster-Effekt
abwehrverbessernder Effekt wiederholter Impfungen (Auffrischimpfungen), besonders durch gesteigerte Antikörperbildung gekennzeichnet

Carrier
Träger, hier: Überträger eines Infektionserregers

Carzinom (Karzinom)
bösartige Geschwulstbildung ("Krebs")

Desinfektion
Abtötung von Krankheitserregern durch chemische ("Desinfektionsmittel", Säuren etc.) oder physikalische Verfahren (Hitze, Strahlung etc.)

DNS
Desoxyribonukleinsäure; DNS-Moleküle sind in allen Zellen enthalten und sind das Erbgut-"Gedächtnis"

Durchseuchung
Anteil aller Menschen, die eine bestimmte Infektionskrankheit durchgemacht haben oder an ihr leiden. Beispiel: Röteln haben einen hohen, AIDS einen geringen Durchseuchungsgrad

Dystrophie (Leber-)
ausgedehnter massiver Untergang von Leberzellen

Elimination, eliminieren
Beseitigung, beseitigen ("Eliminierung von Erregern")

Endemie
örtlich begrenztes (andauerndes) Vorhandensein einer Infektionskrankheit

Endoskopie
("Spiegelung"), Untersuchung oder Behandlung mit einem Endoskop, also einem Gerät zur Untersuchung von Körperhöhlen ("Spiegel")

Enzym (Leber-)
(Ferment), in der lebenden Zelle gebildete organische Verbindung, die Stoffwechselvorgänge im Organismus steuert

Exanthem
Hautausschlag, bei vielen Infektionskrankheiten typisch (Röteln, Masern, Scharlach etc.)

extrahepatisch
außerhalb der Leber (liegend oder vorkommend)

fulminant
blitzartig, besonders heftig (z.B. Verlauf einer Erkrankung)

gamma-GT
Leberenzym, das bei Leberschädigungen schon früh aus den Leberzellen freigesetzt wird und dann im Blut nachweisbar ist (↑ Enzym, ↑ GOT, ↑ GPT)

gastrointestinal
Magen und Darm betreffend

Gelbsucht
(Ikterus), Gelbfärbung des Körpers infolge Leberschädigung oder massiven Blutzerfalls. Gelbsucht wird ugs. auch für infektiöse Leberzellentzündung (Hepatitis) verwendet

Gentechnologie
alle Verfahren zur Änderung des Erbguts von Mensch, Tier und Pflanze. Gentechnische Verfahren werden u.a. bei der Medikamentenherstellung eingesetzt

Glukokortikoide
Signalsubstanzen aus der Nebennierenrinde. Als Medikamente werden Glukokortikoide häufig zur Kontrolle von übersteigerten Entzündungsreaktionen eingesetzt

GOT
Leberenzym, das bei länger andauernden oder schweren Lebererkrankungen ins Blut freigesetzt wird. Mit einfachen Bluttests kann es dann nachgewiesen werden (↑ Enzym, ↑ gamma-GT, ↑ GPT)

GPT
wichtiges Leberenzym, ↑ gamma-GT und GOT (↑ Enzym)

Grundimmunisierung
durch eine oder mehrere Impfungen in Folge erreichte Abwehrkraft (Immunschutz) gegen eine bestimmte Infektionserkrankung (↑ Booster-Effekt

Hämodialyse
(Blutwäsche), Filterverfahren, bei dem Giftstoffe aus dem Blut entfernt werden, z.B. bei schwerem Nierenschaden oder Nierenversagen notwendig

Hepadna-Virus
Familie des Hepatitis-B-Virus

hepatozellulär
die Leberzellen betreffend

heterosexuell
geschlechtlich auf das andere Geschlecht bezogen (↑ homosexuell)

histologisch
die Gewebe des Körpers betreffend

HIV
(human immunodeficiency virus), AIDS-Erreger

homosexuell
geschlechtlich auf das gleiche Geschlecht bezogen

Hyperimmun (-serum, -globulin)
Serum, das mit ↑ Antikörpern angereichert ist

Immunglobuline
von Abwehrzellen gebildete, aus Eiweiß bestehende ↑ Antikörper, die für Immunreaktionen wichtig sind

Immunität
Unempfindlichkeit gegenüber Krankheitserregern (angeboren, nach durchgemachten Infektionskrankheiten oder nach ↑ Immunisierung

Immunkomplexe
relativ große Eiweißstrukturen, die bei der Reaktion von ↑ Antigenen und ↑ Antikörpern entstehen. Bestimmte I. können, wenn sie nicht vom Körper entfernt werden, Erkrankungen auslösen

Immunisierung
Erzeugung von Immunität zum Zweck der Vorbeugung oder der Behandlung von Krankheiten. Aktive I. durch Einbringen von ↑ Antigenen, z.B. abgetöteten Krankheitserregern; passive I. durch Behandlung mit ↑ Antikörpern (↑ Hyperimmunserum)

Impfung
siehe aktive Immunisierung

Indikation (Kontra-)
Heilanzeige, aus ärztlicher Sicht Grund zur Anwendung eines bestimmten Heilverfahrens. Gegenteil: Kontra-I., d.h. eine bestimmte Behandlung ist nicht angezeigt

Infektiosität
Ansteckungsfähigkeit eines Krankheitserregers

Infusion
Zufuhr von Flüssigkeiten in den Körper mittels einer Hohlnadel

Injektion
das Einspritzen von Flüssigkeiten mit einer Injektionsspritze und einer Injektionshohlnadel in den Körper, z.B. in Haut, Muskel oder Blutgefäße

Inkubationszeit
(Latenzspanne), Zeitspanne zwischen Infektion (Eindringen von Erregern in den Organismus) und dem Auftreten erster Beschwerden einer Infektionskrankheit

Inokulation
↑ Impfung, Einbringen von z.B. Krankheitserregern in den Organismus

Interferon
bei Infektionskrankheiten wirksame körpereigene Abwehrsubstanz

Interleukin
körpereigene Signalsubstanz, die bei Infektionen und Entzündungen eine große Rolle spielt. Als Medikament soll Interleukin die Abwehrkraft steigern

intracutan
in der oder in die Haut

intravenös
in der oder in die Vene (zum Herzen führende Blutgefäße)

Intubation
die Einführung eines Rohrs oder Schlauches in eine Körperhöhle oder ein Hohlorgan; besonders über Mund- oder Nasenhöhle in die Atemwege

invasiv
eindringend

Inzidenz
Anzahl neuer Erkrankungsfälle bei einer bestimmten Krankheit pro Zeiteinheit

Koagulationsfaktorpräparate
Blutgerinnungsmedikamente

Kontamination
Verunreinigung, Verseuchung

Kryoglobulinämie
Vorkommen von Eiweißkörpern im Blut, die
bei Kälteeinwirkung verklumpen und so z.B.
zu Durchblutungsstörungen führen

kurativ
heilend

low responder
Personen mit verminderter ↑ Antikörperbildung nach einer ↑ Impfung (↑ non responder)

Manifestation
Erkennbarwerden von Krankheiten

manuell
mit der Hand

Marker (Serum-)
Krankheiten anzeigende Blutbestandteile,
hier: Antikörper, die eine vorangegangene
Infektion erkennen lassen

Mortalität
Sterblichkeit, prozentualer Anteil der Todes-
fälle zu einer Gesamtgruppe wie "Bevölkerung" oder "Säuglinge"

Nekrose
das Absterben von Geweben, Organen oder
Organteilen, z.B. als Reaktion auf krankheits-
bedingte Abläufe

non responder
Personen mit fehlender ↑ Antikörperbildung
nach einer ↑ Impfung (↑ low responder)

Noxe
krankheitserregende Ursache

Panarteriitis nodosa
entzündliche Gefäßwanderkrankung, vor
allem kleiner und mittlerer Blutgefäße infolge "allergischer" Reaktionen auf körper-
fremde Eiweiße

PCR
(Polymerase-Kettenreaktion),   Erbgutver-
mehrungsverfahren, z.B. zum direkten Nachweis von Viren im Blut

perinatal
die Zeit kurz vor, während und kurz nach der
Geburt betreffend

persistieren
das Fortdauern von Krankheitszuständen

Plasma
die zellfreie Blutflüssigkeit

Potenzierung
Verstärkung, Steigerung

pränatal
der Geburt vorausgehend

Prävalenz
Häufigkeit aller Krankheitsfälle bei einer bestimmten Krankheit, bezogen auf eine Gesamtgruppe (z.B. die Bevölkerung), ↑ Inzidenz

Prophylaxe
Maßnahmen zur (Krankheits-)Vorbeugung

Protein
Eiweiß

protrahierter Verlauf
verzögerter, verlängerter Krankheitsverlauf

RNS
Ribonukleinsäure, Moleküle, die vor allem
Erbinformationen innerhalb der Zellen über-
mitteln

Safer Sex
Sexualverhalten, das vor allem die Gefahr
einer AIDS-Infektion vermindern soll

Screening
Verfahren zur Reihenuntersuchung

Sekret (Körper-)
Absonderung, Ausscheidung, Körperflüssigkeit

Serokonversion
Auftreten von infektionstypischen ↑ Antikörpern nach einer Infektionserkrankung oder Impfung

Serum
wäßriger Blutbestandteil, der nach der Blutgerinnung vom festen Anteil (Blutkuchen) übrigbleibt, eiweißfreier ↑ Plasma-Anteil

simultan
gleichzeitig, gemeinsam

Symptom
Krankheitszeichen, Krankheitsmerkmal

Titer (Antikörper-)
nachzuweisende Menge von einem bestimmten Antikörper im Blut

Transfusion (Blut-)
Übertragung von Blut

Transplantation (Organ-)
Überpflanzung von Organen, Gewebeteilen oder lebenden Zellen

ultima ratio
letztmöglicher Weg, wenn nichts anderes mehr Aussicht auf Erfolg hat

Urtikaria
Nesselsucht, Bildung von Quaddeln auf der Haut

Vakzine
Impfstoff, z.B. aus abgeschwächten oder abgetöteten Krankheitserregern

Virus
unter dem Lichtmikroskop unsichtbare Krankheitserreger; Viren sind lediglich in Eiweißhüllen verpacktes Erbgut, ihre Zuordnung zu den lebenden Mikroorganismen ist deswegen strittig

Zirrhose (Leber-)
chronische Wucherung von Bindegewebe mit nachfolgender Schrumpfung und Verhärtung. Bei Lebererkrankungen werden zerstörte Leberzellen durch Bindegewebe (Narbengewebe) ersetzt. Setzt sich dieser Vorgang fort, entwickelt sich eine Leberzirrhose mit zunehmendem Funktionsverlust der Leber und Tod des Patienten

10. Literaturverzeichnis

1 DITTMANN S, HALLAUER J. Aktuelle Trends der Hepatitis-B-Prävention in Ländern mit niedriger HBsAg-Prävalenz. In: MAAS G, STÜCK B, Hrsg. Virus-Hepatitis A bis E, Kongreßberichte des Deutschen Grünen Kreuzes. Kilian: Marburg 1994.

2 DEINHARDT F. Selecta 1983: 1185-1188.

3 LANGE W, MASIHI K. Epidemiologische und ökonomische Bedeutung der Hepatitis B in der Bundesrepublik Deutschland. Postgrad Med 1987; 63 (Suppl. 2): 21-26.

4 WORLD HEALTH ORGANIZATION. Erworbenes Immundefekt-Syndrom (AIDS), Daten v. 01.07.1992. Wkly Epidemiol Rec 1992; 67: 201-203.

5 WORLD HEALTH ORGANIZATION. Hepatitis B vaccine set for introduction into national immunisation programmes. WHO Press 21.02.1992.

6 MORGAN D. HIV and needlestick injuries. Lancet 1990; 336: 1280.

7 MARCUS R. Surveilliance of healthcare workers exposed to blood from patients infected with human immunodeficiency virus. N Engl J Med 1988; 319: 1118-1123.

8 HU DJ, et al. Transmission of HIV, Hepatitis B virus and other blood-borne disease in healthcare settings. Bull World Health Organ 1991; 69 (5): 623-630.

9 BELL DM, et al. Risk of Hepatitis B and human immunodeficiency virus transmission from an infected surgeon due to percutaneous injury during an invasive procedure. Infect Agents Dis 1992; 1 (5): 263-269.

10 TOUKAN A. Strategy for the control of hepatitis B virus infection in the Middle East and North Africa. Vaccine 1990; (Suppl.): 117-128.

11 KIIRE CF. The epidemiology and control of hepatitis B in sub-Saharan Africa. Prog Med Virol 1993; 40: 141-156.

12 SOBESLAVSKY O. Prevalence of markers of hepatitis B virus infection in various countries: a WHO coll. study. Bull World Health Organ 1980; 58: 621-628.

13 SZMUNESS W. Recent advances in the study of the epidemiology of hepatitis B. Am J Path 1975; 81: 629-650.

14 COCKBURN WC. The epidemiology of hepatitis B infection in Europe. In: KRUGMAN S, et al. Proceedings of the European Symposium on Hepatitis B. Rahway: New Yersey. Merck Sharp & Dohme Int. 1981; 5-16.

15 SCOTT RM. Experimental transmission of hepatitis B virus by semen and saliva. J Infect Dis 1980; 142: 67-71.

16 AKDAMAR KA, et al. SH antigen in bile. Lancet 1971; 1: 909.

17 VILLAREJOS VM, et al. Role of saliva, urine and feces in the transmission of type B hepatitis. N Engl J Med 1974; 291: 1375-1378.

18 DARRELL RW, JACOB GB. Hepatitis B surface antigen in human tears. Arch Ophthalmol 1978; 96: 674-676.

19 Darani M, Gerber M. Hepatitis B antigen in vaginal secretions. Lancet 1974; 2: 1008.

20 Hallauer JF, Rasch G. Epidemiology of Hepatitis B in Germany. In: Bennett DL, Hrsg. The Control of Hepatitis B: The Role of Prevention in Adolescense. Gower Medical Publishing: London 1991.

21 Maier KP. Hepatitis - Hepatitisfolgen. 3. Aufl. Thieme: Stuttgart, New York 1991.

22 Choo V. Jail for putting patients at risk of hepatitis B. Lancet 1994; 344 (2): 144-151.

23 Strohmeyer G, et al. Therapie der chronischen Virus-Hepatitis mit Alpha-Interferon. Deutsches Ärzteblatt 1993; 90(12): C-562-564.

24 Maruna H. Zur Hepatitis-B-Durchseuchung in den Berufen des Gesundheits- und Fürsorgewesens der Republik Österreich. Arbeitsmed Sozialmed Präventivmed 1990; 25: 71-75.

25 Hofmann F, et al. Zur Hepatitis-B-Gefährdung der Beschäftigten im Gesundheitsdienst. Arbeitsmed Sozialmed Präventivmed 1987; 22: 49-52.

26 Butz M, et al. BK-DOC 81 - Berufskrankheiten-Geschehen. Schriftenreihe des HV d. gewerbl. BG 1982.

27 Butz M, et al. BK-DOC 90 - Berufskrankheiten-Geschehen. Schriftenreihe des HV d. gewerbl. BG 1992.

28 Schreiermann N, Kuwert EK, Remy J. Hepatitis-B-Virus-Durchseuchung des medizinischen Personals in Arztpraxen. Dtsch Med Wochenschr 1985; 110: 180.

29 Chriske HW, Bock HC, Clemens R. Immunantwort auf Nachimpfungen mit einer rekombinanten Hepatitis-B-Vakzine bei Low- und Non-Respondern. ASP 1990, 25. Jg., 9: 421-422.

30 Schoppe WD, Kindler U, Waldorf. HBsAg und Anti HBs bei Krankenhauspersonal. Dtsch Med Wochenschr 1977; 102: 1712.

31 Vogt-Versloot G. An occupational hazard among nurses. In: Kane M, Holleran C, Andre M, Hrsg. Proceedings - European Conference on hepatitis B as an occupational hazard. Genf 1990; 25-29.

32 Hasselhorn HM. Hepatitis-B-Impfung beim medizinischen Personal. MMW-Extrablatt 1994; 117: 1.

33 Clemens R. Prävalenz von Hepatitis A, B und C bei Bewohnern einer Einrichtung für geistig Behinderte. Sozialpädiatrie 1992; 14: 357-364.

34 Illichmann HR, Schmidt W, Plassmann E. Hepatitis-B-Impfung bei Pflegepersonal. Fortschr Med 1990; 22: 425-428.

35 Perrillo RP, et al. Survey of hepatitis B viral markers at a public day school and a residential institution sharing mentally handicapped students. J Infect Dis 1984; 149: 796-800.

36 Remis RS, et al. Hepatitis B infection in a day school for mentally retarded students: transmission from students to staff. Am J Public Health 1987; 77: 1183-1186.

37 Hardman PK, et al. The incidence and prevalence of hepatitis B surface antibody in a dental school population. Oral Surg Oral Med Oral Pathol 1990; 69 (3): 399-402.

38 Schreiermann N, Kuwert EK. Zur Frage der Infektionsgefährdung medizinisch-technischer Assistentinnen durch das Hepatitis-B-Virus. Dtsch Med Wochenschr 1978; 103: 1065.

39 Hamilton JD, et al. Transmission of hepatitis B by a human bite: an occupational hazard. Can Med Assoc J 1976; 115: 439-440.

40 D'Annibali E, et al. Policemen as a risk group for hepatitis B virus infection. International Symposium on Viral Hepatitis and Liver Disease: Houston, Texas 1990; Abstr. 222.

41 Hodgson ES, et al. Hepatitis B perceived risk factors in public sector employees. In: Coursaget P, Tong MJ, Hrsg. Progress in Hepatitis B immunisation. Paris 03.-05.05.1989; 521-522.

42 CHIARAMONTE M, et al. Hepatitis B virus infection in prisons. A seroepidemiological survey in prisoners and attending staff. J Hyg Epidemiol Microbiol Immunol 1982; 89: 53-58.

43 GAUBE J, et al. Hepatitis-A, -B und -C als desmoterische Infektionen. Gesundheitswesen 1993; 55: 246-249.

44 SEFRIN P, et al. Neue Risikogruppe: Rettungssanitäter. Münch Med Wochen-schr 1988; (Beilage 66) 130.

45 VALENZUELA TD, et al. Occupational exposure to hepatitis B in fire-figther-paramedics. Arch Intern Med 1985; 145: 1976-1977.

46 CHRISKE HW, et al. Hepatitis-B-Infektionsgefährdung bei Kanal- und Klärwerksarbeitern. Arbeitsmed Sozialmed Präventivmed 1990; 25: 475-477.

47 STEFFEN R. International Conference on Prospects for Eradication of Hepatitis-B-Virus. Genf 23.-24.02.1989.

48 PIOT P. International Conference on Prospects for Eradication of Hepatitis-B-Virus. Genf 23.-24.02.1989.

49 MEHEUS A. Hepatitis B: a serious sexually transmitted infection. Viral Immunol 1994; 2 (1): 6.

50 HART G, et al. Risk factors of hepatitis B infection. Int J STD AIDS 1993; 4: 102-106.

51 WORLD HEALTH ORGANIZATION FEATURES. Genf Schweiz 1992; 152.

52 ALTER MJ, et al. Hepatitis B virus transmission between heterosexuals. J Am Med Wom Ass 1986; 256: 1307-1310.

53 MURRAY-LYON IM. Strategies for preventing hepatitis B. Q J Med 1989; 71: 277-278.

54 HESS G, GROSS G. Sexuelle Übertragung der Hepatitisviren. Hautarzt 1991; 42: 347-349.

55 ALTER MJ, et al. The changing epidemiology of hepatitis B in the United States: need for alternative vaccination strategies. J Am Med Wom Ass 1990; 263: 1218-1222.

56 INABA N, et al. Sexual transmission of hepatitis B surface antigen. Br J Vener Dis 1979; 55: 366-368.

57 PAPAEVANGELOU G, et al. Post-exposure hepatitis B vaccination of sexual partners of acute viral hepatitis patients. J Infect 1983: 7 (Supp.): 63-67.

58 PIOT P, GOILAV C, KEGELS E. Hepatitis B: transmission by sexual contact and needle sharing. Vaccine 1990; 8 (Supp.): 37-40.

59 HENRIETTA MH, et al. Prevention of hepatitis B virus carrier state in infants according to maternal serum levels of HBV DNA. Lancet 1989; 406-410

60 NIESERT ST, FRITSCH U, SCHNEIDER J. Hepatitis-B-Screening in der Schwangerschaft und Immunprophylaxe der Neugeborenen. Kinderärztl Prax 1993/94; 46: 273-279.

61 FEIST D. Vertikale Transmission und Schutzimpfung gegen Hepatitis B. Monatsschr Kinderheilkd 1987; 135: 455-459.

62 HÜLSSE C, et al. Untersuchungen zur vertikalen Transmission des Hepatitis-B-Virus. Z Ärztl Fortbild 1990; 84: 203-206.

63 CROVARI P, ICARDI GC, BONANNI P. Heterosexual transmission of HIV and HBV infection in Genoa, Italy. Abstracts of the 8th Meeting of the International Society for Sexually transmitted Diseases Research. Kopenhagen Dänemark 10.-13.09.1989; 43.

64 BONANNI P. Sharing home with carrier poses hepatitis B danger. Viral Hepatitis-News from the Hepatitis Prevention Board 1994; 2 (1): 8.

65 LAUKAMM-JOSTEN U, SCHÖNFELD C, BIENZLE U. Warum impfen wir nicht häufiger gegen Hepatitis B? Therapiewoche 1990; 40: 2191-2194.

66 FRANKS AL. Hepatitis B infection among children born in the United States to southeast Asian refugees. N Engl J Med 1989; 321: 1301-1305.

67 HALL AJ. Hepatitis in travellers: epidemiology and prevention. Br Med Bull 1993; 49 (2): 382-393.

68 WYLIE BR. Transfusionsbedingte Infektionen. Diagnose u. Labor 1994; 44 (4): 149-156.

69 GROB P. The significance of hepatitis B infection in patients on hemodialysis or renal transplantation. In: KRUGMAN S, et al. Proceedings of the European Symposium on Hepatitis B. Rahway: New Yersey. Merck Sharp & Dohme Int. 1981; 39-53.

70 SHUSTERMAN N, Singer I. Infectious hepatitis in dialysis patients. Am J Kidney Dis 1987; IX: 447-450

71 Gemeinsame Stellungnahme zum Problem der Übertragung von HIV durch Zahnärzte und Ärzte. Deutsches Ärzteblatt 1991; 88 (33): A-2692-2693.

72 EXNER M. Zur HIV-Übertragung von medizinischem Personal auf Patienten. Hyg + Med 1991; 16: 457-462.

73 CHIARMONTE M, FLOREANI A, NACCARATO R. Hepatitis B virus infection in the elderly: an underestimated problem. Gut 1980; 21: A 443.

74 SZMUNESS W, et al. On the role of sexual behaviour in the spread of hepatitis B infection. Ann Intern Med 1975; 83: 489-495.

75 REINER NE, et al. Asymptomatic rectal mucosal lesions and hepatitis B surface antigen at sites of sexual contact in homosexual men with persistent hepatitis B virus infection. Ann Intern Med 1984; 96: 170-173.

76 OLESKE J, et al. Transmission of hepatitis B in a classroom setting. J Pediatr 1980; 97: 770-772.

77 LASKUS TE, et al. Prevalence of hepatitis B virus markers among Polish urban alcoholics. Infection 1988; 16: 354-357.

78 HOFMANN F. Betriebsarzt im Krankenhaus. Ecomed: Landsberg 1992; 44.

79 ANDRÉ FE. Overview of a 5-year clinical experience with a yeast-derived hepatitis B vaccine. Vaccine 1990; 8 (Supp.): 74-78.

80 Engerix-B - Meeting the challenge of Hepatitis B. SmithKline Beecham Biologicals 1994.

81 Engerix-B - Basis-Information. SmithKline Beecham Pharma GmbH 1993.

82 CROVARI P. Stand der Hepatitis-B-Prävention in Italien. Virus Hepatitis - Aktuelle Nachrichten des Hepatitis Prevention Board; 2 (2): 11.

83 DE LA TORRE J. Stand der Hepatitis-B-Prävention in Spanien. Virus Hepatitis - Aktuelle Nachrichten des Hepatitis Prevention Board; 2 (2): 11.

84 GULLY P. Stand der Hepatitis-B-Prävention in Kanada. Virus Hepatitis - Aktuelle Nachrichten des Hepatitis Prevention Board; 2 (2): 11.

85 SHAPIRO CR. Epidemiology of hepatitis B. Pediatr Infect Dis 1993; 12: 433-437.